按摩推拿手法图谱

主 编 于天源

天 津 出 版 传 媒 集 团

天津科技翻译出版有限公司

图书在版编目（CIP）数据

按摩推拿手法图谱 / 于天源主编. — 天津: 天津
科技翻译出版有限公司, 2022.7
ISBN 978-7-5433-4234-7

Ⅰ.①按… Ⅱ.①于… Ⅲ.①按摩疗法 (中医)—图谱
②推拿—图谱 Ⅳ.①R244.1-64

中国版本图书馆 CIP 数据核字 (2022) 第 062608 号

按摩推拿手法图谱

ANMO TUINA SHOUFA TUPU

出　　版：天津科技翻译出版有限公司
出 版 人：刘子嫒
地　　址：天津市南开区白堤路 244 号
邮政编码：300192
电　　话：(022) 87894896
传　　真：(022) 87893237
网　　址：www.tsttpc.com
印　　刷：天津旭非印刷有限公司
发　　行：全国新华书店
版本记录：787mm×1092mm　16 开本　9.25 印张　200 千字
　　　　　2022 年 7 月第 1 版　2022 年 7 月第 1 次印刷
定　　价：89.00 元

（如发现印装问题，可与出版社调换）

编者名单

主　编　于天源

副主编　鲁梦倩　陈幼楠　周　嬉　吕桃桃　邱丽漪　郑慧敏

编　者　（按姓氏笔画排列）

王　磊　王厚融　韦景斌　刘　迪　刘志凤　刘佳利

闫金艳　李　桐　吴　凡　吴剑聪　张　蓓　张英琦

郑丞皓　官　乾　姚斌彬　耿　楠　徐亚静　郭　辉

韩思龙　焦　谊

内容简介

　　按摩推拿学是在中医理论指导下，研究手法及运用手法防治疾病的一门学科。按摩推拿手法是用手或肢体的某些部位，按特定的技巧作用于体表，使产生的力达到防病、治病、保健的目的，这种特定的技巧被称为"手法"。

　　成人推拿部分由手法总论、手法各论、推拿治疗总论和推拿治疗各论四部分组成。手法总论部分介绍了手法的概念、用力原则、分类等内容。手法各论部分以推拿临床为基础，精选临床常用、疗效确切、具有代表性的手法，共4类，62种，116个手法；详细介绍了手法的操作、要领、作用、应用、特点、注意事项等知识。治疗总论部分介绍了推拿治疗原理、治疗原则、疗效影响因素、适应证、禁忌证。治疗各论介绍了25种常见伤科病症和5种内科、妇科等病症治疗技术。

　　儿科推拿形成于明朝，因疗效显著，在临床上广泛应用，近年来备受重视。本书介绍了儿科推拿基本理论、7种儿科推拿基本手法、48个常用儿科特定穴位，33个复式手法、7种儿科常见病症的儿科推拿治疗手法和1套儿科保健推拿法。

　　全书配有成人手法图139张，儿科推拿手法图97张，共计236张图。

　　全书内容翔实，文字精练，图片精美，图文并茂，是按摩推拿治疗专业人员、医学生、按摩推拿业余爱好者的重要参考书。

前 言

按摩推拿学是在中医理论指导下，研究手法及运用手法防治疾病的一门学科。手法是用手或肢体的某些部位，按特定的技巧作用于体表，使产生的力达到防病、治病、保健的目的；这种特定的技巧就是"手法"。

我自 1984 年考入北京中医学院学习中医针灸推拿，1989 年毕业留校开始从事中医推拿的教学、临床、科研工作以来，一路走，不停攀，到处学，已 38 年了。命运让我选择了中医推拿，推拿也选择了我。此时此刻真的体会到人的生命、精力是有限的。我天生愚钝，爱好不多，但也正是这些不足，让我专心地从事中医推拿工作，正所谓"择一事终一生，不为繁华易匠心"。

在回答记者"为何想要登山"时，英国登山家乔治·马洛里说："因为山就在那里！"中医有推拿，就要有人研究推拿。既然我做了中医推拿，就要为其奋斗一生。工作中我这样要求自己：生是推拿人，死是推拿鬼；课堂上我力求言简意赅，条理清晰，图文并茂，理论联系实际；临证时我推崇的是"五最"推拿，即用最简单的手法，最小的力量，使患者痛苦最小，疗效最好，疗程最短；科研中我一丝不苟，精益求精，偏毫厘则不安。

说真的，有些太难为自己了。有时我也想，值得吗？但每当重新修订完讲稿、书稿、治疗方案时，总是因能为人们呈上这些"干货"而感到欣慰。再苦、再累、再难，值了！

过去我曾风雨无阻，未来我将风雨兼程，不断追求有效的推拿、安全的推拿、科学的推拿、精彩的推拿。

我们共同努力，共同加油！

于天源

目　录

第三章　成人推拿治疗总论　　67

第一章

成人手法总论

第一节 手法概述

一、手法的概念

手法就是治疗者用手或肢体的某些部位，按特定的技巧作用于患者体表，使产生的力达到防病、治病、保健的目的，这种特定的技巧称为"手法"。

之所以称为"手"是因为主要以手着力，故统称为"手"。之所以称为"法"是因为各种手法虽然来源于日常生活，但又与日常生活中的动作不同，其区别点就在于手法有特定的技巧，是能治病、防病、保健的医疗手段，故称为"法"。正如《医宗金鉴》中所言："法之所施，使患者不知其苦，方称为手法也。"

二、手法的基本要求

手法操作的基本要求是在持久、有力、均匀、柔和的基础上达到深透和渗透的目的。

1. **持久** 持久是指按手法的动作要领作用一段时间。

2. **有力** 有力是指手法要有一定的力度，达到一定的层次。在用力时要根据患者的体质、病情选择适当的力量。力量可大可小，大时可达肌肉、骨骼、脏腑；小时仅达皮肤和皮下。力量并不是越大越好。

3. **均匀** 均匀是指手法的力量、速度及操作幅度要均匀；力量不可时轻时重，速度不可时快时慢，幅度不可时大时小。在改变力量、速度及幅度时要逐渐地、均匀地改变。

4. **柔和** 柔和是指手法要轻柔缓和，不使用蛮力、暴力，做到"轻而不浮，重而不滞"。

5. **深透** 深透是指每个手法应用之后，均能使该部位的浅层组织和深层组织得到充分治疗。

6. **渗透** 渗透是指手法产生的效果从浅层组织渗透到深层组织。例如，应使擦法产生的热逐渐渗透到深层组织，此时称为"透热"。

三、手法的形体要求

手法操作时的形体要求是体松和体正。

1.体松 身体放松，既指身体放松，同时也指精神放松。精神放松并不意味着注意力不集中、肢体懈怠，而是要做到"松而不懈，紧而不僵"。身体放松的标志是沉肩，即颈肩部放松以保证肩关节下沉；垂肘，即肩及上臂部放松以保证肘关节自然下垂；前臂及腕掌放松以保证肘及腕关节能自由灵活；双侧下肢保持稳定与放松。

2.体正 身体正直。在手法操作过程中，身体要保持正直，即头正、颈直、含胸、拔背、塌腰、敛臀，以保证脊柱正直。手法操作时还应注意随时转移重心以保证身体正直。根据治疗的需要，有时只需一侧用力或以一侧用力为主，身体并非正直，此时应注意左右轮换操作，如颈部拔伸法。

四、手法的呼吸要求

手法操作时的呼吸要求是自然呼吸，不要憋气，做到"静、缓、深、匀"。只有自然呼吸才能保证连续、持久地应用手法。"静"是指呼吸要平静，幅度不宜过大；"缓"是指呼吸要慢，不宜太快；"深"是指呼吸要深沉，气沉丹田；"匀"是指呼吸要均匀。呼吸的频率要与手法的用力、快慢相适应。

五、手法的作用

手法的作用包括：①缓解肌肉痉挛；②放松、止痛；③活血祛瘀；④消除肿胀；⑤温通经络；⑥疏通狭窄；⑦分解粘连；⑧滑利关节；⑨整复错位。可把①～④概括为放松作用；⑤概括为温通作用；⑥～⑧概括为助动作用；⑨概括为整复作用。

第二节　手法用力原则

手法操作时的用力原则是以近带远、刚柔相济和整体用力。

一、以近带远

以近带远是指用力时以近端带动远端。掌揉法是以上肢带动手掌进行按揉。拇指拨法是以上肢带动拇指进行操作，而拇指的掌指关节及指间关节不动。抹法是以拇指的近端带动远端着力。

二、刚柔相济

刚柔相济是指手法要刚柔相济，即刚中有柔，柔中有刚。有些手法以刚为主，而有些手法以柔为主。在施用以刚为主的手法时，患者应感觉力量很大但能忍受。在施用以柔为主的手法时，患者应感觉很舒适但手法有一定的力度。

三、整体用力

整体用力是指在施用手法时，要在大脑的指挥下，身体各部协同运动并发力。用力方法是起于根，顺于中，发于梢。根是指足、丹田或肢体的近端；中是指下肢、腰、上肢；梢是指掌、指等着力部位。切忌以掌着力时力发于掌，以指着力时力出于指。

手法是防病、治病、保健的关键。要达到良好的治疗效果，首先必须熟练掌握每个手法的操作、动作要领、作用及作用层次、特点及手法的注意事项。其次应该细心揣摩练习，达到由生到熟，由熟到巧，并能得心应手、运用自如。

第三节　手法分类

一、按主要作用分类

1.**放松类手法**　放松类手法具有缓解肌肉痉挛、放松和止痛、活血祛瘀、消除肿胀的作用。常用的手法有一指禅推法、㨰法、揉法、缠法、拿法、拨法、牵拉法、搓法、击法、弹法、梳头栉发、摩掌熨目、踩跷法等。

2.**温通类手法**　温通类手法具有温通经络的作用。常用的手法有摩法、擦法、推法、捋法、抹法、扫散法、点法、捏法、捻法、掐法、振法、拍法、推桥弓、鸣天鼓、刮法。

3.**助动类手法**　助动类手法具有疏通狭窄、分解粘连、滑利关节的作用。常用的手法有摇法、背法、抖法、屈伸法。

4.**整复类手法**　整复类手法具有整复关节错位的作用。常用的手法有按法、拔伸法、扳法。

二、按操作时动作形态特点分类

1.**摆动类手法**　摆动类手法具有摆动特点。常用的有一指禅推法、㨰法、揉法、缠法。

2.**摩擦类手法**　摩擦类手法具有摩擦特点。常用的有摩法、擦法、推法、搓法、抹法、刮法、摩掌熨目、扫散法、推桥弓、梳头栉发。

3. **挤压类手法** 挤压类手法具有挤压特点。常用的有按法、点法、拿法、捏法、捻法、掐法、拨法、捋法、踩跷法。

4. **叩击类手法** 叩击类手法具有叩击特点。常用的有击法、拍法、弹法、鸣天鼓。

5. **振动类手法** 振动类手法具有振动特点。常用的有振法、抖法。

6. **运动关节类手法** 运动关节类手法可以使关节产生运动。常用的有摇法、背法、拔伸法、扳法、屈伸法、牵拉法。

三、曹锡珍按阴阳分类

1. **阳型刚术** 阳型刚术的作用为抑制、镇静、疏散、通畅。采用重刺激，其性质属泻法。它由4种手法组成。①推荡法：又名推动法，包括推、摇、挪、拢、托、捋；②疏散法：又名开导法，包括按、扼、拿、摸、抵、抑；③舒畅法：又名抚摩法，包括抚、摩、拭、运、搔、压；④叩支法：又名捶击法，包括叩、支、击、捶、拍、打。

2. **阴型柔术** 阴型柔术的作用为兴奋、激发、补助、营养。采用轻刺激，其性质为补法。它由4种手法组成。①贯通法：又名放通法，包括拂、擦、抿、抹、押、捋；②补气法：又名顺气法，包括有振、颤、抖、提、拉、扶；③揉捏法：包括揉、捏、把、捧、扭、搓；④和络法：又名舒筋法，包括抱、扯、拉、拽、颠、握。

四、刘寿山按治疗范围分类

1. **接骨八法** 接骨八法指推、拿、续、整、接、掐、把、托。
2. **上骱八法** 上骱八法指提、端、捺、正、屈、挺、扣、捏。
3. **治筋八法** 治筋八法指拔、戳、捻、散、捋、顺、归、合。

五、李永昌按中医传统理论分类

1. **开法** 开法包括开天门、开地门、开中门、开肺门、开血门、开神昏、开汗门、开总筋、开骨关、大开门。

2. **通法** 通法包括调气法、调血法、拨筋法、扒放法、摩通法。

3. **和法** 和法包括安神定志法、强心安神法、清肺宽胸法、疏肝理气法、清胃健脾法、摩腹运气法。

4. **舒法** 舒法包括一端固定，另端施术；两边稳定，中间施术；中间稳定，两边施术；整体稳定，局部施术；局部稳定，整体运动。

5. **复法** 复法包括触摸量比、推拿对合、拔伸捺平、提端挪正、手掎脚牮、掮扛背挎、挤靠屈卡、扳压旋转、气鼓腾骨、骗中带吓。

6. **动法** 动法包括开合法、高下法、拉拽法、推送法、屈伸法、搓摇法、旋转法、过伸法、对抗法。

7.**振法**　振法包括拳打、掌击、指点、合振、拍子拍打、木棒振梃法、石袋打炼法。

8.**补法**　补法包括调息补气法、揉腹运气法、兜肾揉腹法、搓脚心法、灌顶通气法、温经补气法、顺经补气法、顺转补气法、哈气补气法、借气输气法。

9.**闭法**　闭法包括闭气术、止血术、定痛术。

10.**收法**　收法包括收意法、收气法、收形法、收于上、收于下、收于本。

六、其他分类方法

除此以外，按同时施用手法的数量可将手法分为单式手法、复合手法。按流派将手法分为一指禅推拿流派手法、滚法推拿流派手法、内功推拿流派手法。按治疗过程将手法分为准备手法、治疗手法、结束手法等。

第二章

成人手法各论

第一节　放松类手法

一、一指禅推法

1. 操作

（1）指端一指禅推法（图 2-1）：以拇指指端着力于治疗部位，通过指间关节的屈伸和腕关节的摆动，使产生的力持续地作用在治疗部位上。在操作时应注意沉肩、垂肘、悬腕、掌虚、指实、紧推、慢移。

（2）偏峰一指禅推法（图 2-2）：以拇指的偏峰着力于治疗部位，通过指间关节的屈伸和腕关节的摆动，使产生的力持续地作用在治疗部位上。在操作时应注意沉肩、垂肘、指实、紧推、慢移。

（3）螺纹面一指禅推法（图 2-3A）：以拇指的螺纹面着力于治疗部位，通过指间关节的屈伸和腕关节的摆动，使产生的力持续地作用在治疗部位上。在操作时应注意沉肩、垂肘、悬腕、掌虚、指实、紧推、慢移。治疗中（图 2-3B）用拇指的螺纹面着力于治疗部位，其余四指附着于肢体的另一侧，通过指间关节的屈伸和腕关节的摆动，使产生的力持续地作用在治疗部位上。

（4）跪推法（图 2-4）：以拇指指间关节的背侧着力于治疗部位，通过腕关节的摆动使产生的力持续地作用在治疗部位上。

（5）蝶推法（图 2-5）：两手同时在患者前额部做偏峰一指禅推法。

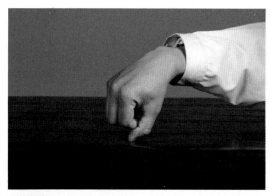

图 2-1　指端一指禅推法

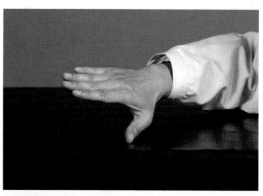

图 2-2　偏峰一指禅推法

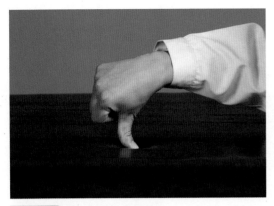

图 2-3A 螺纹面一指禅推法

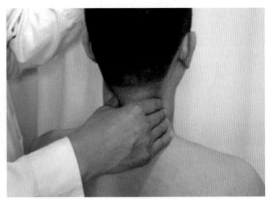

图 2-3B 螺纹面一指禅推法

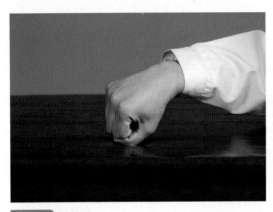

图 2-4 跪推法

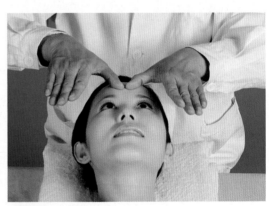

图 2-5 蝶推法

2.动作要领

（1）沉肩：肩关节放松，不要耸起，不要外展。

（2）垂肘：肘部自然下垂。

（3）悬腕：腕关节自然屈曲。

（4）掌虚：半握拳，拇指指间关节的掌侧与示指远节的桡侧轻轻接触。

（5）指实：着力部位要吸定在治疗部位上。

（6）紧推慢移：紧推是指操作的频率较快，每分钟 120 次左右；慢移是指从一个治疗点到另一个治疗点过程中应缓慢移动。

（7）蓄力于掌，处力于指，着力于螺纹面：在进行螺纹面一指禅推法操作时，外表应轻松飘逸，所产生的力应从掌而发，经手指传达至螺纹面，作用于治疗部位，如此用力含而不露。

3.作用 缓解肌肉痉挛、消除疲劳、安神定志、调理气机。

4.应用 在颈、肩、四肢多用螺纹面一指禅推法，可起到放松肌肉的作用。在颜面多用偏峰一指禅推法或蝶推法，可起到安神定志的作用。在腹部常采用跪推法，可起到调理腹部气机的作用。

5. 作用层次　螺纹面一指禅推拿法作用于肌肉层，偏峰一指禅推法和蝶推法作用于皮下，跪推法作用于胃肠。

6. 特点　刚柔相济，以刚为主。每个点的放松可形成一条线，再扩展成一个面，从而使整个治疗部位放松。

7. 注意事项　指间关节的屈伸和腕关节的摆动要协调一致。着力部位应吸定于治疗部位。

【按语】

一指禅推法是一指禅推拿流派的重要手法。练习时强调沉肩、垂肘、悬腕。治疗时应根据患者的体位和治疗部位，灵活运用。指端一指禅推法主要练习腕关节与拇指指间关节的协调运动。

二、滚法

1. 操作

（1）侧滚法（图 2-6）：用手背近小指侧着力于治疗部位，通过前臂旋转及腕关节屈伸，使产生的力持续地作用在治疗部位上。

（2）立滚法（图 2-7）：用小指、环指和中指背侧着力于治疗部位，通过腕关节的屈伸，使产生的力持续地作用在治疗部位上。

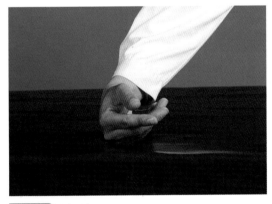

图 2-6　侧滚法

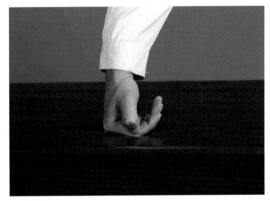

图 2-7　立滚法

2. 动作要领

（1）上肢放松，肘关节微屈。

（2）着力部位应似球形或瓶状。

（3）着力部位应吸附于治疗部位上，避免往返拖动。

（4）滚动频率为每分钟 120 次左右。

（5）在侧滚法操作时，前臂旋转及腕关节屈伸要协调一致。

（6）侧滚法的滚动幅度应在 120° 左右，即当腕关节屈曲时向外滚动 80°，腕关节伸直时向内擦动 40°。立擦法的擦动范围应在腕关节的中立位与背伸位之间。

3. 作用　缓解肌肉痉挛、消除疲劳。

4. 应用　用于颈、肩、腰、背及四肢肌肉较发达处，起到放松肌肉的作用。

5. 作用层次　肌肉层。

6. 特点　刚柔相济，以柔为主的手法。接触面积大，压力大。在关节附近操作时常配合关节的被动活动，在放松肌肉的同时增加关节的运动范围，在增加关节运动范围的同时不产生疼痛。

7. 注意事项　腕关节的屈伸和前臂的旋转要协调一致。在施用擦法时着力部位要吸附在治疗部位上。

【按语】

本法是擦法推拿流派的重要手法。临床应用时应根据患者体位和治疗部位灵活选用侧擦法、立擦法。

三、揉法

1. 操作

（1）指揉法（图 2-8）：用指端着力于治疗部位，做轻柔缓和的环旋活动。

（2）掌揉法（图 2-9）：用掌着力于治疗部位，做轻柔缓和的环旋活动。

（3）鱼际揉法（图 2-10）：用大鱼际或小鱼际着力于治疗部位，做轻柔缓和的环旋活动。

（4）掌根揉法（图 2-11）：用掌根着力于治疗部位，做轻柔缓和的环旋活动；亦可双掌重叠，以掌根着力于腰骶部，从左右方向用力按揉。

（5）前臂揉法（图 2-12）：用前臂的尺侧着力于治疗部位，用力做环旋揉动或左右揉动。

（6）肘揉法（图 2-13）：用尺骨鹰嘴着力于治疗部位，用力做环旋揉动或左右揉动。

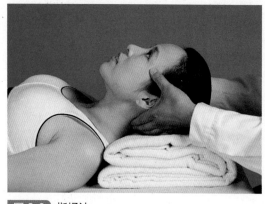
图 2-8　指揉法

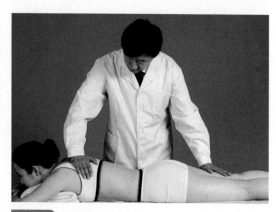
图 2-9　掌揉法

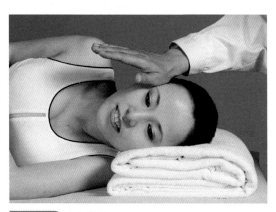

图 2-10　鱼际揉法

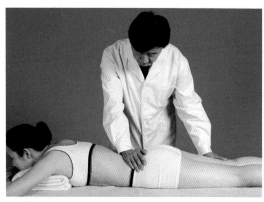

图 2-11　掌根揉法

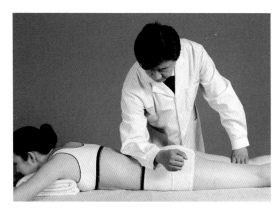

图 2-12　前臂揉法

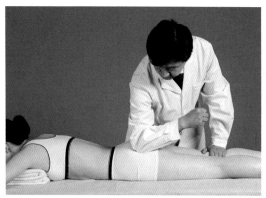

图 2-13　肘揉法

2. 动作要领

（1）以近端带动远端做小幅度环旋揉动。例如，用肩带动前臂、腕及掌的掌揉法。

（2）着力部位要吸定于治疗部位，并带动深层组织。

（3）压力要均匀，动作要协调且有节律。

（4）幅度要适中，不宜过大或过小。

3. 作用　缓解肌肉痉挛、消除疲劳，通经祛瘀、活血止痛，调理胃肠功能。

4. 应用　用于肌肉处可起到缓解肌肉痉挛、消除疲劳的作用；用于穴位、痛点处可以通经止痛；用于腹部有调理胃肠功能的作用。指揉法主要用于穴位；掌揉法主要用于腰背、腹部；鱼际揉法多用于头面部；掌根揉法、前臂揉法和肘揉法主要用于腰骶部。

5. 作用层次　揉法作用于腰背、四肢等处时，应使力量达到肌肉层；作用于腹部时，力量应达胃肠；作用于穴位时，应有酸、麻、胀、痛等感觉；作用于头面部美容时，力量仅达皮肤和皮下。

6. 特点　轻柔缓和，刺激量适中。

7. 注意事项　着力部位应吸附在治疗部位上，且环旋揉动的幅度应适中。

四、拿法

1. 操作（图 2-14） 拇指与其余四指对合呈钳形，施以夹力，以掌指关节屈伸运动产生的力，捏拿治疗部位，即捏、提、松动作交替进行。

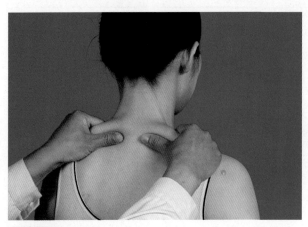

图 2-14 拿法

2. 动作要领

（1）前臂放松，手掌空虚。

（2）捏拿的方向要与肌腹垂直。

（3）动作要有连贯性。

（4）用力由轻到重，不可突然用力。

（5）应以掌指关节运动为主捏拿肌腹，指间关节不动。

3. 作用 缓解肌肉痉挛，消除疲劳，放松调神。

4. 应用 用于颈、肩、四肢部肌肉放松。拿法用于头部时被称为"拿五经"，可起到放松调神的作用。

5. 作用层次 肌肉层。

6. 特点 轻柔缓和，适用部位广，男女老幼及体质虚实的人群均可应用。

7. 注意事项 注意指间关节不动；若指间关节运动，易造成掐的感觉，从而影响放松效果。

五、拨法

1. 操作

（1）指拨法（图 2-15）：以指端或指腹着力于施治部位，以上肢带动腕、指，垂直于肌腱、肌腹、条索、韧带、神经干往返拨动。根据治疗部位的不同可用拇指、示指、中指着力。

（2）掌指拨法（图2-16）：以一手拇指指腹置于施治部位，另一手手掌置于该拇指之上，以掌发力，以拇指着力，垂直于肌腱、肌腹、条索往返拨动。

（3）肘拨法（图2-17）：以尺骨鹰嘴着力于施治部位，垂直于肌腹、神经干往返用力拨动。

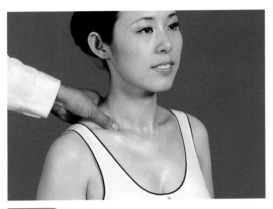

图 2-15　指拨法

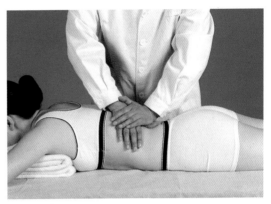

图 2-16　掌指拨法

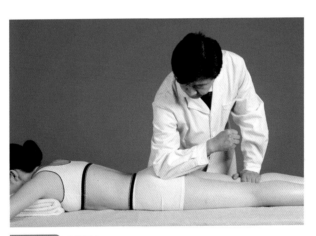

图 2-17　肘拨法

2. 动作要领

（1）先按后拨。

（2）应垂直于被拨动的组织。

（3）在做指拨法时，应以上肢带动腕、指，掌指关节及指间关节不动。

（4）指拨法的用力方向应指向掌心，如拇指拨法应使拇指做对掌运动。

3. 作用　缓解肌肉痉挛，分解粘连，止痛止麻。

4. 应用　作用于肌腹时可放松肌肉，缓解痉挛。作用于肌腱时可分解粘连，用于治疗腱鞘炎。例如，作用于结节间沟治疗肱二头肌长头腱鞘炎，作用于桡肌茎突部治疗桡骨茎突部狭窄性腱鞘炎。作用于神经干时可治疗神经受压引起的疼痛麻木，例如，指拨缺盆（即臂丛）治疗上肢疼痛麻木。作用于条索时可止痛。在做拇指拨法时可单手拇指着力，也可两拇指并拢、重叠或两手拇指交替进行操作，如用拇指拨法拨肩井 / 斜方肌，臂臑 / 桡神经；用示指拨法拨玉枕、内关；中指拨法拨缺盆 / 臂丛、菱形肌；示中指拨法拨极泉。掌指拨法主要用于肌肉处，如掌指拨法拨背部斜方肌（中下部）、菱形肌、竖脊肌。肘拨法主要用于梨状肌、环跳 / 坐骨神经。

5. 作用层次　肌肉层、神经干。

6. 特点　刺激量较大，主要用于伤科疾病的治疗；在保健中应适当减小刺激量。

7. 注意事项　应垂直于所拨动的组织。指拨法应避免掌指关节和指间关节屈伸，以避免有抠的感觉。

六、牵拉法

1. 操作　使肌肉、神经根受牵拉的方法称为牵拉法。

（1）颈肩肌牵拉法（图 2-18）：患者仰卧。医生站于床头一侧，使患者枕于医生两臂之上，医生两手按于患者两肩之前，使其颈部和肩部极度屈曲、侧屈以牵拉颈肩部肌肉。

（2）腰背肌牵拉法（图 2-19）：患者仰卧。医生站于侧方，双手使患者髋关节和膝关节极度屈曲以牵拉腰背肌。

（3）股神经及股四头肌牵拉法（图 2-20）：患者俯卧。医生站于侧方，将患者膝关节极度屈曲以牵拉股神经及股四头肌。

（4）梨状肌牵拉法（图 2-21）：患者仰卧。医生站于侧方，屈曲患侧膝关节和髋关节，内收内旋髋关节以牵拉梨状肌。

（5）臂丛神经牵拉法（图 2-22）：患者取坐位。医生站于患侧后方，使其肩关节上举、肘关节伸直、腕关节背伸以牵拉臂丛神经，分解颈部神经根与周围粘连的组织。

（6）坐骨神经牵拉法（图 2-23）：患者仰卧。医生站于患侧方，使髋关节屈曲，膝关节伸直，踝关节极度背伸以牵拉坐骨神经，分解腰部神经根与椎间盘的粘连。

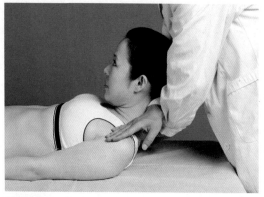

图 2-18　颈肩肌牵拉法

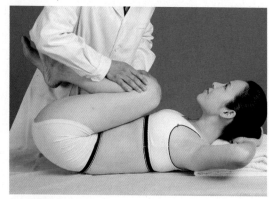

图 2-19　腰背肌牵拉法

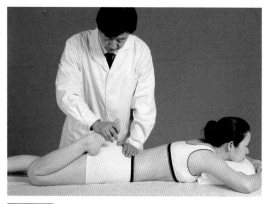

图 2-20　股四头肌牵拉法

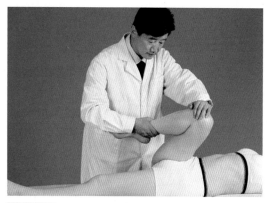

图 2-21　梨状肌牵拉法

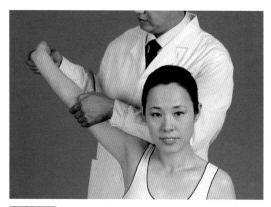

图 2-22　臂丛神经牵拉法

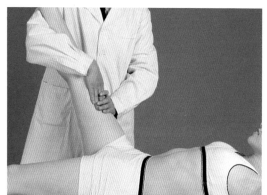

图 2-23　坐骨神经牵拉法

2. 动作要领

（1）根据肌肉和神经的走行方向确定牵拉动作。

（2）医生身体、着力点和受力点要在一条线上。

（3）牵拉肌肉时应反复用力、缓慢用力。

3. 作用　缓解肌肉痉挛，分解神经根处的粘连。

4. 应用　牵拉肌肉用于放松肌肉。牵拉神经用于治疗神经根受压引起的疼痛麻木。

5. 注意事项　根据肌肉走行及痉挛的情况进行牵拉。

【按语】

牵拉法又称迭法。

七、搓法

1. 操作

（1）掌搓法（图 2-24）：以两手夹住肢体，相对用力，做相反方向快速搓动，同时上下往返移动。

（2）虎口搓法（图 2-25）：以两手虎口及示指置于颈肩部，向下或相对用力，快速搓动。

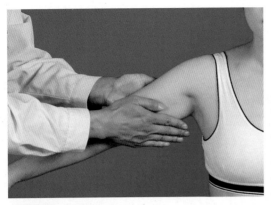

图 2-24　掌搓法

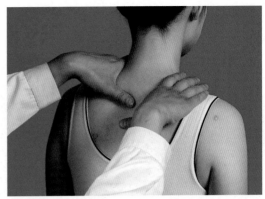

图 2-25　虎口搓法

2. 动作要领

（1）对称用力。

（2）搓动要快，移动要慢。

3. 作用　舒理肌筋，调和气血。

4. 应用　掌搓法用于四肢治疗结束时，如掌搓法作用于上肢可缓解肩周炎治疗后的疼痛。虎口搓法作用于颈肩部，用于颈肩部治疗结束时放松。掌搓法作用于胁肋部，用于疏肝理气，治疗胁痛。

5. 作用层次　从深层到浅层，即从肌肉层到皮下，再到皮肤表面。

6. 特点　刺激柔和，男女老幼皆可应用。

7. 注意事项　用力应沉稳，移动速度要慢。

八、击法

1. 操作

（1）掌根击法（图 2-26）：手指微屈，腕略背伸，以掌根着力，有弹性、有节律地击打体表。

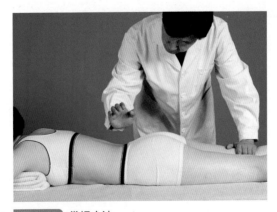

图 2-26　掌根击法

（2）侧击法（图 2-27）：五指伸直分开，腕关节伸直，以手的尺侧（包括第 5 指和小鱼际）着力，双手交替有弹性、有节律地击打体表，也可两手相合，同时击打施治部位。

（3）指尖击法（图 2-28）：五指屈曲，以指端偏向指腹的部位着力，有弹性、有节律地击打患者头部。两手同时做指尖击法时，建议同时击打头顶或头两侧相对应的部位；交替击打时只用于巅顶部。

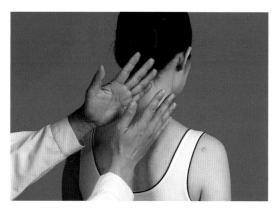
图 2-27 侧击法

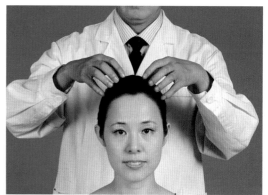
图 2-28 指尖击法

（4）拳击法（图 2-29）：以拳面、拳背和拳底有弹性地击打患者的体表。

（5）桑枝棒击法（图 2-30）：医生手握拍打棒的手柄，有弹性、有节律地击打患者的腰背部及下肢的后侧。

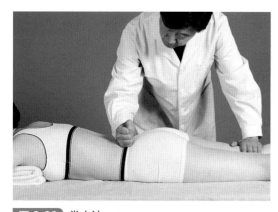
图 2-29 拳击法

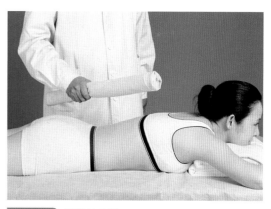
图 2-30 桑枝棒击法

2.动作要领

（1）腕关节放松，以肘关节屈伸带动腕关节自由摆动。

（2）有弹性、有节律，使患者感到轻松舒适。

3.作用 缓解肌肉痉挛，消除肌肉疲劳，开窍醒脑。

4. 应用 击法多在治疗结束时应用。掌根击法用于腰背部。侧击法用于颈肩、腰背及下肢后侧。指尖击法用于头部。拳击法用于背部、腰骶和下肢。桑枝棒击法用于腰背部及下肢的后侧。掌击法、侧击法、拳击法和桑枝棒击法可通过振动缓解肌肉痉挛，消除肌肉疲劳。指尖击法可开窍醒脑，改善头皮血液循环。

5. 作用层次 掌击法、侧击法、拳击法和桑枝棒击法所产生的力应作用在肌肉层。指尖击法产生的力应作用于头皮和头皮下。

6. 特点 正确使用本法，患者有舒适之感，因而易被人们所接受。

7. 注意事项 应因人、因部位选择击法的种类，同时也应该注意保护皮肤。

【按语】

侧击法又称劈法。指尖击法又称啄法。拳击法又称打法、擂法或捶法。

九、弹法

1. 操作（图 2-31）：医生先用拇指指腹按压示指的指甲，然后示指、中指、环指和小指依次快速地弹出，有弹性地击打患者的头部。也可将示中两指伸直，示指压于中指背侧，示指快速地向下弹打治疗部位。

2. 动作要领 动作要轻快、柔和、有弹性且有节律。

3. 作用 既可镇静，又可醒脑。

4. 应用 作用于头部治疗失眠或嗜睡。

5. 作用层次 皮肤和皮下。

6. 特点 具有两种截然不同的治疗作用，既可治疗失眠，又可治疗嗜睡。

7. 注意事项 操作时要注意轻快而有弹性。

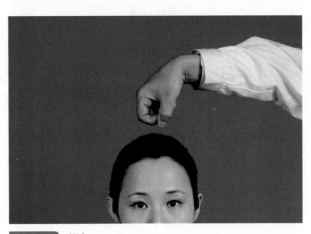

图 2-31 弹法

十、梳头栉发

1. **操作**（图 2-32） 患者仰卧。医生坐于患者头侧，十指屈曲，以指甲的背侧着力于头部两侧，从前向后做梳头动作。

2. **动作要领** 从前至后，轻快地做梳理动作。

3. **作用** 镇静安神、消除疲劳。

4. **应用** 作用于头部两侧足少阳胆经分布区，用于治疗失眠、头痛、眩晕，也是保健常用手法。

5. **作用层次** 头皮及头皮下。

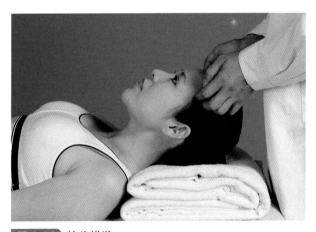

图 2-32 梳头栉发

十一、摩掌熨目

1. **操作**（图 2-33） 患者仰卧。医生坐于患者头侧，两掌相互摩擦，搓热后将两个掌心放置在患者两眼之上，使眼部有温热舒适感。

2. **动作要领**

（1）两手要搓热。

（2）应将掌心放置在两眼之上。

3. **作用** 安神定志，消除疲劳。

4. **应用** 作用于眼部，用于治疗失眠等，也是保健常用手法。

5. **作用层次** 本法用力轻，但应使热达到整个眼部。

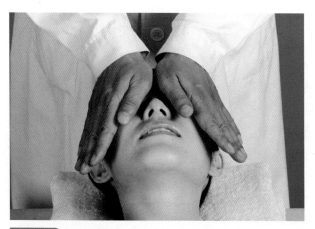

图 2-33 摩掌熨目

十二、踩跷法

1.**操作**（图 2-34） 医生用足踩踏患者腰背、四肢的方法。着力部位可模拟揉、点、推、击、振、按等手法。

2.**动作要领**

（1）以足底正中、足跟、足心、足底外侧、第一跖骨头部着力。

（2）踩跷的力量应根据患者的体质和治疗部位而定。

3.**作用** 缓解肌肉痉挛，消除疲劳，通经止痛。

4.**应用** 主要用于背部、臀部和下肢，偶尔用于上肢，可起到放松肌肉，通经止痛的作用，亦可用于保健。

5.**作用层次** 肌肉层。

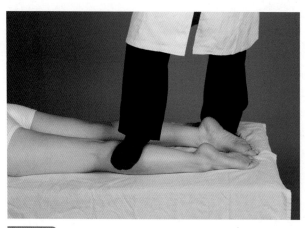

图 2-34 踩跷法

十三、按法

1. **操作**（图 2-35）　以掌着力于治疗部位，垂直向下按压。
2. **动作要领**　应逐渐用力。
3. **作用**　加大其他手法刺激量。
4. **应用**　本法多与其他手法结合应用，如与揉法结合应用称为按揉，与摩法结合应用称为按摩。
5. **注意事项**　施用本法时，要根据治疗部位选择着力部位。

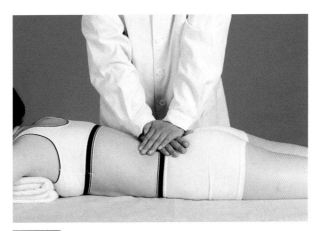

图 2-35　按法

第二节　温通类手法

一、摩法

1. **操作**

（1）掌摩法（图 2-36）：以掌着力于治疗部位，做环形而有节律的抚摩。掌摩法用于腹部称为摩腹。患者取仰卧位。医生坐于右侧，以右掌置于腹部，做环形而有节律的抚摩。在摩腹时，常按如下顺序进行：胃脘部→上腹→脐→小腹→右下腹，然后依次推至右上腹、左上腹及左下腹，如此反复操作。

（2）指摩法（图 2-37）：以示指、中指、环指和小指指腹附着在治疗部位上，做环形而有节律的抚摩。本法用于面部、胸部或其他穴位。

2. **动作要领**

（1）上肢及腕掌放松，轻放于治疗部位。

（2）前臂带动腕及着力部位。

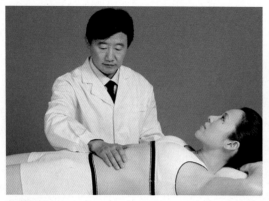

图 2-36　掌摩法

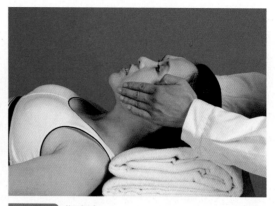

图 2-37　指摩法

（3）动作要缓和协调。

（4）用力宜轻不宜重，速度宜缓不宜急。

3. 作用　掌摩法作用于腹部调理胃肠功能，特别是帮助胃肠蠕动，预防术后肠粘连。指摩法主要用于颜面、眼周及胸腹部穴位，也可用于美容和保健。

4. 应用

（1）掌摩法作用于腹部时，顺时针操作有通腹作用，逆时针操作有涩肠作用。

（2）指摩法作用于穴位时，根据不同的穴位有不同的治疗作用，如摩膻中，可宽胸理气，治疗胸闷、气喘、心悸等症。作用于眼周可治疗眼部疾病。作用于颜面可美容及保健。

5. 作用层次　掌摩法作用层次在胃肠。指摩法作用层次在皮肤和皮下。

6. 特点　刺激轻柔和缓。

7. 注意事项　指摩法作用于颜面和眼周时常用一些供美容使用的按摩乳或磨砂膏，以保护皮肤并使皮肤更具有活力。

【按语】

用力较重的摩法亦称拭法，用力较轻的摩法又称抚法。

二、擦法

1. 操作

（1）掌擦法（图 2-38）：用掌着力于施治部位，做往返直线快速擦动。本法接触面积大，产热低且慢，主要用于背部、腰骶、四肢和肩部。

（2）侧擦法（图 2-39）：用手的尺侧着力于施治部位，做往返直线快速擦动。本法接触面积小，产热高且快，主要用于腰骶、肩背及四肢。

（3）鱼际擦法（图 2-40）：用大鱼际着力于施治部位，做往返直线快速擦动。本法接触面积小，产热较快，主要用于上肢、颈肩部及其他关节。

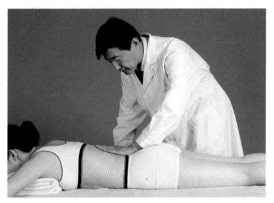

图 2-38 掌擦法

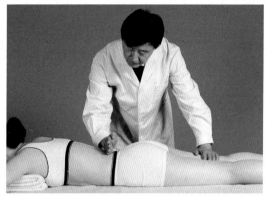

图 2-39 侧擦法

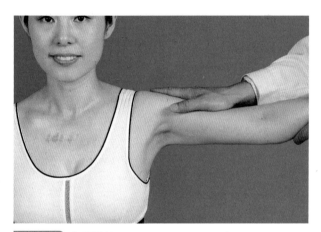

图 2-40 鱼际擦法

2. 动作要领

（1）无论上下擦，还是左右擦，都应沿直线往返操作，不可歪斜。

（2）着力部位要紧贴皮肤，压力要适中。

（3）动作要连续，速度要均匀且迅速，往返距离尽量拉长。

（4）在做擦法时，医生应面向施术部位，一只手轻轻固定或扶住患者以助力。

3. 作用 温通经络。

4. 应用 治疗寒性疾病和虚性表现为寒的疾病。掌擦法作用在胸腰段（脾俞、胃俞）治疗脾胃虚寒。侧擦法作用在腰骶部（八髎）温肾补肾。鱼际擦法擦桡骨茎突部，可治疗桡骨茎突部狭窄性腱鞘炎。

5. 作用层次 作用层次由浅至深，作用效果是热从浅层至深层，如骨骼、脏腑，人们将此称为"透热"。

6. 特点 用力虽小，但热透深层。

7. 注意事项 在施用擦法时应注意以下几点。

（1）治疗部位应充分暴露。

（2）治疗部位应涂适量润滑剂，如按摩乳、松节油等。

（3）多用于治疗的最后阶段。

（4）在施用本法时医生要注意自然呼吸，不可憋气。

三、推法

1. 操作

（1）掌推法（图2-41）：用掌着力于治疗部位，进行单方向直线推动。掌推法多用于背部、胸腹部、季肋部及下肢部。

（2）指推法（图2-42）：用指着力于治疗部位，进行单方向的直线推动。指推法多用于肌腱、腱鞘及夹脊。

（3）肘推法（图2-43）：用肘着力于治疗部位上，进行单方向的直线推动。肘推法多用于背部、脊柱两侧、下肢后侧等肌肉发达处。

（4）拇指分推法（图2-44）：以两手拇指从中间分别向两侧推动。在前额部操作时，医生坐于床头，以两手拇指的桡侧置于印堂、前额正中，自印堂经前额正中线向两旁分推至太阳，如此反复操作，称为"分推前额"。在上胸部操作时，医生站于床头，两手拇指置于膻中，自膻中经胸部正中线向两侧分别推至胸部两侧。

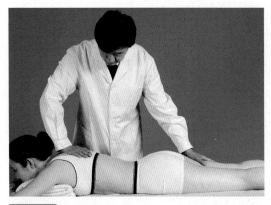

图 2-41　掌推法

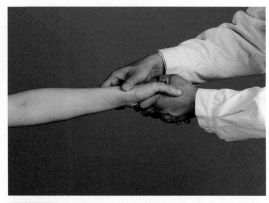

图 2-42　指推法

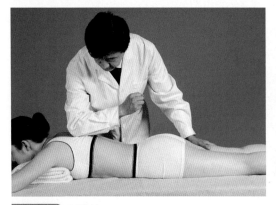

图 2-43　肘推法

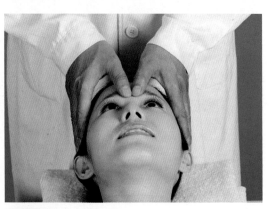

图 2-44　拇指分推法

（5）十指分推法（图2-45）：患者取仰卧位。医生站于床头或侧方，十指微屈，自胸部正中线沿肋间隙向两侧分推，如此反复操作，这种方法亦称为"开胸顺气"。

（6）鱼际分推法（图2-46）：患者取仰卧位。医生站于侧方，以两手拇指桡侧及大鱼际着力于腹部，自腹部正中线沿肋弓向两侧分推，如此反复操作，这种方法亦称为"分推腹阴阳"。

（7）合推法（图2-47）：以两手拇指或掌从施治部位的两边向中间推动称为合推法。

2.动作要领

（1）着力部位要紧贴皮肤，压力适中，做到轻而不浮，重而不滞。

（2）掌推法时，应手指在前，掌根在后。

（3）应参考经络走行方向及血液运行方向推动。

（4）速度要均匀。

（5）非两侧同时操作时，建议单手推。

3.作用 通经活络，促进静脉血液回流，消除肿胀，调理气血。

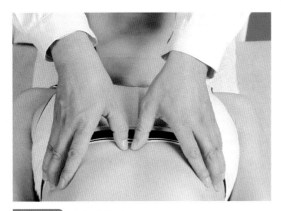
图2-45 十指分推法

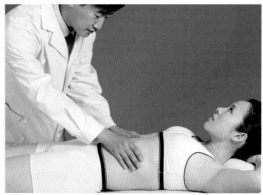
图2-46 鱼际分推法

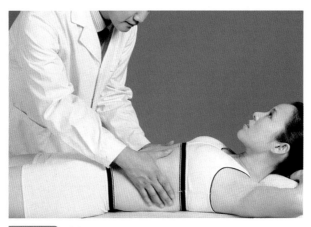
图2-47 合推法

4. 应用

（1）推法可通经活络，治疗经络闭塞引起的症状，如恶心、呕吐、咳嗽、腹胀。应循气血流动的方向推，如胃气上逆引起的呕吐或肝气郁结引起的腹胀，应从上向下推。

（2）促进静脉血液回流治疗静脉曲张。治疗下肢静脉曲张应从肢体远端向近端推，以促进静脉血液回流。

（3）化瘀消肿治疗损伤引起的瘀血肿痛，此时应从远端推向近端。

5. 作用层次　作用的层次可深可浅，应根据治疗目的，选择不同的推法及力量，达到相应的层次。

6. 特点　作用与方向有关。

7. 注意事项　压力要适中，方向要正确。

【按语】

指推法又称拂法、抿法。分推法又称梳法、分法。合推法又称合法。用力较轻的推法有时也称拭法。

四、抒法

1. 操作

（1）拇指抒法（图 2-48）：以单手或双手拇指螺纹面着力于治疗部位，沿着腱鞘、条索、骨缝、脊柱两侧往返推动。本法用于腱鞘、条索、骨缝及脊柱两侧。

（2）掌指抒法（图 2-49）：以一只手拇指指腹置于施治部位，另一只手的手掌按于该拇指之上，以掌发力，以拇指着力，沿着脊柱两侧、肌腹、骨缝走行，往返推动。本法用于肌腹、骨缝和脊柱两侧。

2. 动作要领

（1）先按后抒。

（2）应沿着肌腱、肌腹、条索走行施用抒法。

（3）以上肢带动着力部位，掌指关节及指间关节不动。

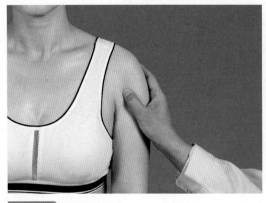
图 2-48　拇指抒法

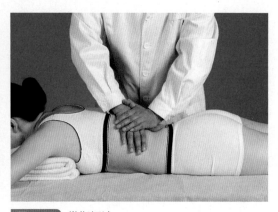
图 2-49　掌指抒法

（4）在长距离操作或与皮肤之间有相对移动时应使用一些润滑剂，以方便操作。

3. 作用　疏通狭窄、舒筋通络、缓解肌肉痉挛。

4. 应用

（1）疏通狭窄适用于腱鞘，可治疗腱鞘炎。

（2）舒筋通络、缓解肌肉痉挛，适用于背部、腰骶部、下肢肌肉丰厚处，可使肌肉放松。用于保健时，主要作用在脊柱两侧，以达放松竖脊肌的目的。

5. 作用层次　肌肉层。

6. 特点　刺激量较大，主要用于伤科疾病的治疗。在保健中应当减小按压的力量。

7. 注意事项　注意捋的方向应与肌腱、肌腹、条索走行一致。

五、抹法

1. 操作（图 2-50）　用双手拇指的螺纹面着力于治疗部位，以拇指的近端带动远端，做上下或左右单方向移动。本法适用于前额部。

2. 动作要领

（1）用力宜轻不宜重，宜缓不宜急。

（2）用拇指近端带动远端进行操作。

（3）两手用力、速度以及其余四指放置的部位要对称。

3. 作用　镇静安神，提神醒脑，作用于颜面可保健、美容。

4. 应用　作用于印堂至神庭穴时，常用拇指自印堂至神庭操作，其余四指轻放头侧，两手拇指交替进行，轻抹前额被称为"开天目"或"开天门"。作用于前额时，从中间向两旁分推至太阳称分推前额。本法多用于治疗头痛、失眠、眩晕及眼周疾病。本法多在手法开始时应用。力量小速度慢时起到镇静安神的作用，力量大速度快时起到提神醒脑的作用。

5. 作用层次　刺激温和而浅，仅达皮肤和皮下，不带动皮下深层组织。

6. 特点　刺激量小，轻快柔和。

7. 注意事项　不要用力按压局部。

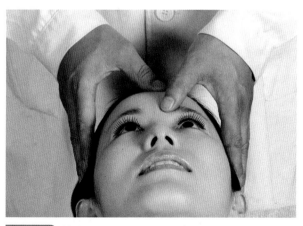

图 2-50　抹法

六、扫散法

1. **操作**（图2-51） 患者仰卧。医生坐于床头一侧，两手手指屈曲置于患者头部两侧，做往返、前后方向快速滑动。

2. **动作要领** 力量宜轻不宜重。

3. **作用** 调理少阳之气。

4. **应用** 作用于头的两侧，调理少阳，疏理少阳之气，用于治疗偏头痛。

5. **作用层次** 皮下。

6. **特点** 有轻松、舒畅的感觉。

7. **注意事项** 在操作时做前后方向快速滑动。

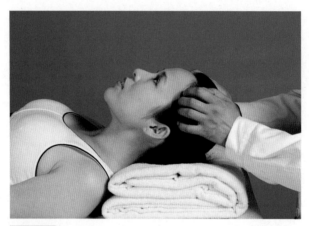

图2-51 扫散法

七、点法

1. **操作** 以点的形式刺激穴位即为点法，也称为点穴。在点穴时可以持续点按穴位，也可瞬间用力点击穴位。点穴时可用拇指、示指、中指及尺骨鹰嘴点按穴位（图2-52A）。在做点法时还可借用器械（如木针）（图2-52B）点按治疗部位，如足底。

2. **动作要领** 点穴时手指应保持一定姿势，避免在点的过程中出现手指过伸、过屈或滑动，导致损伤。

3. **作用** 通经活络、调理气机、通调脏腑。

4. **应用** 应用时应根据实际情况，辨证选穴、配穴。

（1）通经活络以止痛，称为"点穴止痛"。例如，点委中、阳陵泉可治疗腰痛，点合谷可治疗头痛、牙痛。

（2）调理气机用于急救。例如，点人中可治疗气闭昏厥，点内关可治疗心悸、心痛。

（3）通调脏腑用于调理脏腑功能。例如，点按脾俞、胃俞、足三里有调理脾胃功能的作用。

5. **作用层次** 作用层次深，应使穴位局部或远端有酸、麻、胀、重等感觉。

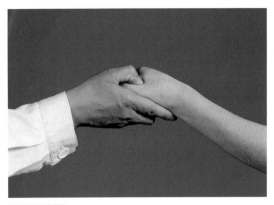

图 2-52A 指点法

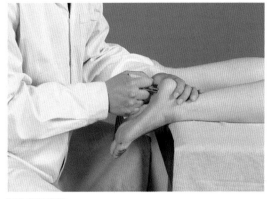

图 2-52B 木针点法

6. 特点 刺激量大，见效快。

7. 注意事项 施用点法时，既要注意保护自己手指，同时也要注意保护患者的皮肤。

【按语】

点法又称为押法。瞬间用力的点法又称为戳法。以手指在施术部位做一紧一松按压称为捺法。

八、捏法

1. 操作

（1）三指捏法（图 2-53）：两手腕关节略背伸，拇指横抵于皮肤，示中两指屈曲置于拇指前方的皮肤处，以三指捏拿肌肤，捏拿交替前进。

（2）二指捏法（图 2-54）：两手腕关节略尺偏，示指中节桡侧横抵于皮肤，拇指置于示指前方的皮肤处，以拇指、示指捏拿皮肤，捏拿交替前进。

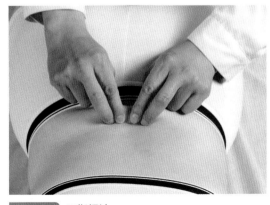

图 2-53 三指捏法

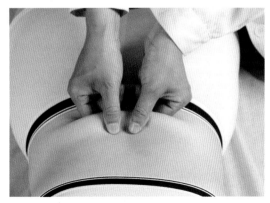

图 2-54 二指捏法

29

2. 动作要领

（1）应沿直线捏，不要歪斜。

（2）捏拿肌肤松紧要适宜。

3. 作用　调节脏腑功能，特别是胃肠功能，可提高人体抵抗力。

4. 应用　捏法作用于背部督脉称为捏脊或捏积。捏脊不仅可用于儿童，而且也可用于成人。提捏脊在调理胃肠功能、促进消化吸收、提高人体抵抗力的同时，对失眠有一定效果。捏脊方向为自下而上，从臀裂至颈部大椎、风府。一般捏 3~5 遍，以皮肤微微发红为度。在捏最后一遍时，常常捏数下，向上提一次，称为"捏三提一"，目的在于加大刺激量。除捏督脉以外，还可捏两侧足太阳膀胱经。

5. 作用层次　皮下。

6. 特点　轻快、柔和。

7. 注意事项

（1）捏拿肌肤松紧要适宜。

（2）应避免肌肤从手指间滑脱。

（3）应沿直线捏，不要歪斜。

【按语】

捏法主要作用于脊柱（背部督脉和两侧膀胱经），故又称为捏脊。

九、捻法

1. 操作　用拇指螺纹面与示指桡侧缘夹住治疗部位，做上下快速揉捻。本法用于手指（图 2-55A）、足趾和耳部（图 2-55B）。

2. 动作要领

（1）捻动要快，移动要慢。

（2）捻动时以示指运动为主，拇指运动为辅。

（3）动作要连贯。

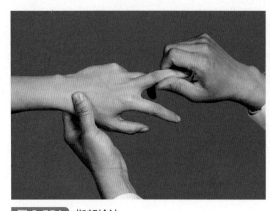

图 2-55A　指部捻法

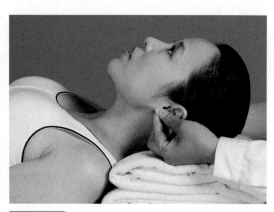

图 2-55B　耳部捻法

3. **作用**　疏通皮部、调养神志。

4. **应用**　捻法作用于手指两侧、足趾时，有疏通皮部的作用，可用于治疗手指和足趾麻木、肿胀。作用于耳时，用于调养神志，治疗头面疾患，也常用于保健。

5. **作用层次**　作用层次浅，仅达皮肤、皮下。

6. **特点**　本法刺激轻柔缓和。

7. **注意事项**　捻动要快，移动要慢。

十、掐法

1. **操作**

（1）双手掐法（图2-56）：以两手的拇示指相对用力，挤压治疗部位。

（2）单手掐法（图2-57）：以单手拇指指端掐按人体穴位，如掐人中。

2. **动作要领**　用力要稳、准，刺激量要大。

3. **作用**　开窍醒脑，疏通经络。

4. **应用**　重掐穴位，掐人中用于急救、止痛，起到开窍醒脑的作用。掐四肢可治疗肢体麻木、腱鞘囊肿。

5. **作用层次**　皮下和肌肉层。

6. **特点**　刺激量大。

7. **注意事项**　保护皮肤，防止刺破皮肤。

【按语】

双手掐法又称挤法。

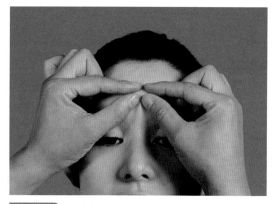
图2-56　双手掐法

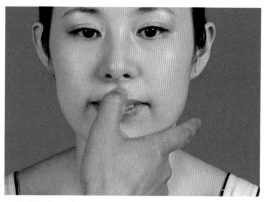
图2-57　单手掐法

十一、振法

1.操作

（1）掌振法：以掌置于治疗部位，连续、快速地上下颤动。掌振法作用于腹部称为振腹（图 2-58A），作用于腰部称为颤腰（图 2-58B）。

（2）指振法（图 2-59）：以示中指指端置于穴位，连续、快速地上下颤动。本法主要用于百会、膻中、中脘、梁门、天枢、气海、关元等穴。

2.动作要领

（1）施用振法时，着力部位应紧贴皮肤。

（2）频率要快，每分钟施振 200~300 次。

3.作用
调理胃肠功能，调节气机，调整腰椎与椎间盘位置。

4.应用
主要用于腹部、腰部和穴位。作用于腹部时，有通行腹气、调理胃肠功能的作用，多用于治疗脾胃虚弱引起的消化不良、肠梗阻，还可用于预防术后肠粘连。颤腰用于治疗腰椎间盘突出症。指振法作用于穴位有调理气机的作用，如作用于膻中，可宽胸理气，

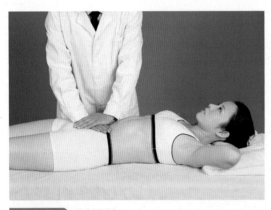

图 2-58A 腹部振法

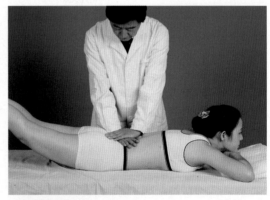

图 2-58B 腰部振法

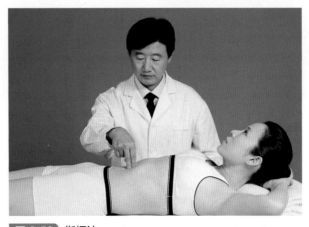

图 2-59 指振法

调整上焦之气机。

5. 作用层次　振腹作用层次在胃肠，颤腰作用层次在腰椎，指振法作用层次应在穴位的深处。

6. 特点　应用本法时，患者有轻松舒适感。

7. 注意事项

（1）施用本法时，医生的手不应离开治疗部位。

（2）应以意领气，运气至手，发出震颤，并将震颤传达至治疗部位的深层。震颤的频率以每分钟 200 次以上为宜。

十二、拍法

1. 操作（图 2-60）　五指并拢且微屈，以前臂带动腕关节自由屈伸，指先落，腕后落；腕先抬，指后抬，虚掌拍打体表。可单手拍也可双手拍。在腰骶部操作时，应两手交替作用于腰骶交界区。在背部拍时应嘱患者采用坐位，单掌拍背部两侧。

2. 动作要领

（1）应虚掌拍打患者体表。

（2）肘关节放松，带动腕关节自由屈伸。

（3）在做拍法时应有节律。

3. 作用　拍法具有行气、活血、止痛，振击脏腑的作用。

4. 应用　用于腰骶部、背部。作用于腰骶部时可治疗部分腰痛、颈椎病、痛经等。作用于背部可祛痰止咳。

5. 作用层次　肌肉层或更深。

6. 特点　有强烈振动感。

7. 注意事项　虚掌拍打，以免产生疼痛。

【按语】

拍法又称叩法。

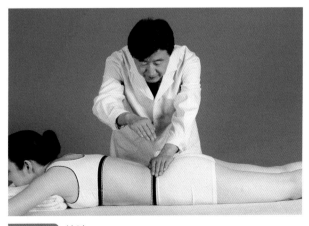

图 2-60　拍法

十三、推桥弓

1. **操作**（图2-61） 患者仰卧。医生坐于床头一侧，先使患者头部旋转，暴露一侧，一只手轻扶患者头侧，另一只手以四指指腹在翳风至缺盆的连线上（桥弓）自上向下推动，每侧推5~10次；然后嘱患者头转向另一侧，如上法操作；两侧交替操作。

2. **动作要领**

（1）压力适中，自上而下推。

（2）两侧要分别推。

3. **作用** 本法具有降压的作用。

4. **应用** 用于治疗高血压。

5. **作用层次** 颈动脉窦。

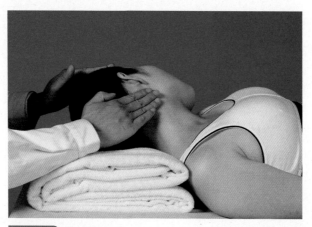

图 2-61 推桥弓

十四、鸣天鼓

1. **操作**（图2-62） 患者取仰卧位。医生用两掌分别按住患者两耳，其余手指则置于后枕部。医生两掌轻轻用力，按压患者两耳，然后用手指轻弹枕后数次，两掌放松，如此反复操作数次。

2. **动作要领**

（1）两手要将两耳按实。

（2）手指弹打风池穴时要轻而有弹性。

3. **作用** 醒脑、聪耳。

4. **应用** 用于治疗头部、耳部病症，也多用于保健。

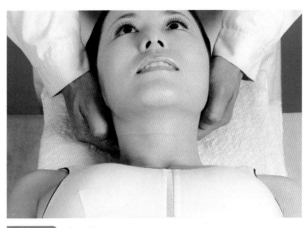

图 2-62 鸣天鼓

十五、刮法

1.**操作**（图 2-63） 以示指中节的桡侧在患者体表进行单方向刮称刮法，亦可用刮板（用牛角制成的刮板，古时也用钱币）在患者体表做刮法。

2.**动作要领** 用力要轻，范围要大，时间要长。

3.**作用** 发汗、镇静及止痛。

4.**应用** 用于治疗感冒、发热、神昏、疼痛等症。

5.**作用层次** 皮下。

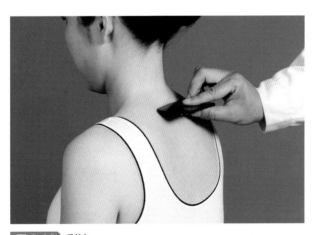

图 2-63 刮法

十六、按动脉法

1.**操作**（图 2-64） 以拇指、掌或足按于大动脉干上并持续一段时间，至肢体远端有凉感、麻木感、蚁走感或有邪气下行感时，将拇指、掌或足抬起，有热气传至肢体远端。

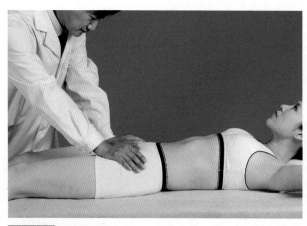

图 2-64 按动脉法

2. 动作要领

（1）按压时应感觉到动脉搏动。

（2）按压时间在 30 秒至 1 分钟时，到达远端有特殊感觉才可解除按压。

（3）可反复操作，达到治疗效果。

3. 作用　调节气血，促进气血流动。

4. 应用　改善肢端温度。

5. 注意事项　按压部位要准，按压过程中不要有松动。

【按语】

按法又称压法。

第三节　助动类手法

一、颈部摇法

1. 操作

（1）托枕颌摇颈法（图 2-65）：患者取坐位，颈部放松。医生站在患者的侧后方，一手扶住患者的后枕部，另一手托住患者下颌，做缓慢的环旋摇动，使颈部摇动范围逐渐加大。

（2）托枕夹颌摇颈法（图 2-66）：患者取坐位，颈部放松。医生站在患者的侧后方，一手扶住患者的后枕部，用另一肘夹住患者的下颌，做缓慢的环旋摇动，并使颈部摇动范围逐渐加大。

（3）双手托头摇颈法（图 2-67）：患者取坐位，颈部放松。医生站在患者的后方，两侧前臂的尺侧压住患者的肩部，拇指在后，其余四指在前，置于下颌下方，两手托住患者头部，边向上拔伸，边缓慢地做环旋摇动，颈部摇动范围应逐渐加大。

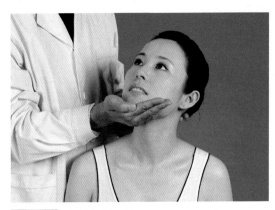

图 2-65 托枕颌摇颈法

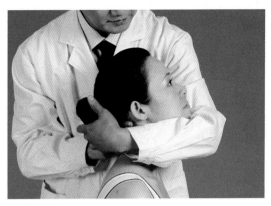

图 2-66 托枕夹颌摇颈法

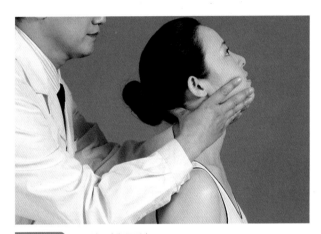

图 2-67 双手托头摇颈法

2.动作要领

（1）在向上拔伸的基础上做颈部摇法。

（2）摇动时速度宜慢不宜快，以免引起患者头晕。

（3）摇动的幅度不宜过大，仅在受限区域内摇动即可。

（4）沿着受限区域逐渐加大摇动范围。

（5）做托枕颌摇颈法时随着摇动范围加大，医生应逐渐从患者的侧方移向后方。

（6）做托枕颌摇颈法时，若以下颌做参照，建议摇动的方向依次为向下、对侧、向上及医生所站的方向。

3.作用 恢复颈部正常运动功能，滑利关节。

4.应用 托枕颌摇颈法主要用于颈椎病，落枕时出现的颈部运动功能受限。双手托头摇颈法用于治疗颈部运动不利。

5.注意事项

（1）对于眩晕的患者慎用。

（2）摇动时应嘱患者睁开两眼以免头晕。

【按语】

摇法又称为盘法或旋法。

二、腰部摇法

1. 操作

（1）坐位摇腰法（图 2-68）：患者坐于床边。一位助手双手按压患者的大腿以固定。医生站于患者背后，双手从腋下穿过抱住患者，然后环旋摇动患者的腰部，并使其摇动的范围逐渐加大。

（2）站立摇腰法（图 2-69）：患者站立，弯腰扶住床边。医生站在患者的侧后方，一只手扶住患者的腹部，另一只手扶住患者的腰部，两手用力，环旋摇动患者的腰部，并使其摇动的范围逐渐加大。

2. 动作要领

（1）摇动的速度宜慢。

（2）逐渐加大腰部摇动范围。

（3）沿着受限区域逐渐加大摇动范围。

3. 作用　恢复腰部正常运动功能，滑利关节。

4. 应用　用于治疗腰部软组织损伤引起的腰功能受限，如急性腰肌损伤、腰椎间盘突出症。滑利关节用于治疗腰部运动不利。

5. 注意事项　摇动过程中应使患者腰部充分活动。

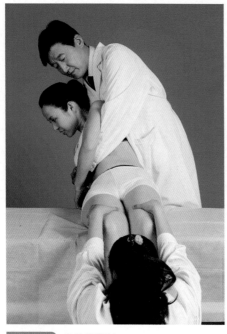

图 2-68　坐位摇腰法

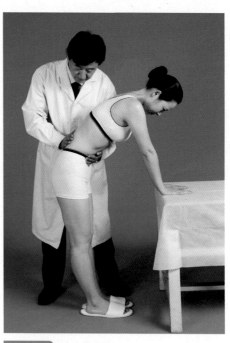

图 2-69　站立摇腰法

三、肩部摇法

1. 操作　以右肩为例，患者取坐位。

（1）握手托肘摇肩法（图2-70）：医生站于患者左后方，以腹部顶住患者背部，右手托住患者右肘，左手握住患者右手手指或右手的尺侧，使肩关节依次沿前屈、上举、处旋、后伸再前屈的方向摇动，并使肩关节摇动的范围逐渐加大。

（2）握腕摇肩法（图2-71）：医生站在患者的右后方，左手扶按患者的右肩，右手握住患者的右腕部，环旋摇动患者的肩关节。

（3）托肘摇肩法（图2-72）：医生站在患者的右后方，左手扶按患者的右肩，右手托住患者的右肘，环旋摇动患者的肩关节。

（4）扶肩托臂摇肩法（图2-73）：医生站在患者的右后方，左手扶住患者的右肩，右手虎口经患者的腋下握住患者右前臂下段的桡侧，依次做前下、前上、后上及后下的摇动，亦可做水平方向的摇动。

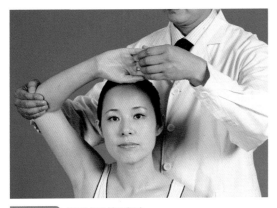

图 2-70　握手托肘摇肩法

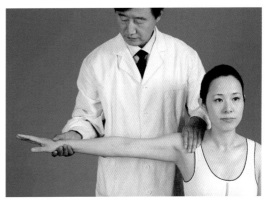

图 2-71　握腕摇肩法

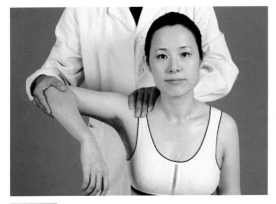

图 2-72　托肘摇肩法

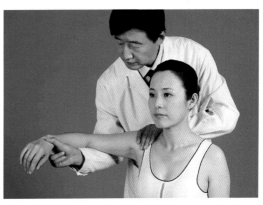

图 2-73　扶肩托臂摇肩法

（5）扣肩摇肩法（图 2-74）：医生站在患者的右后方，左手置于患者的右肩后，右手从患者的腋下绕过，置于患者的右肩前；医生左右手与右臂协同用力摇动患者的肩关节，并使其摇动的范围逐渐加大。

（6）大摇肩法（图 2-75）：医生站在患侧前方，双手托住患侧腕部，环旋摇动患者肩关节。

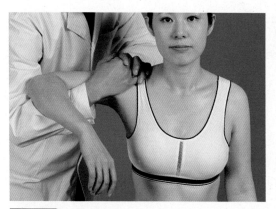
图 2-74　扣肩摇肩法

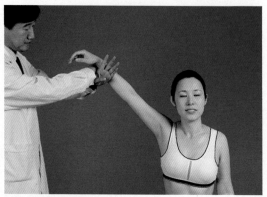
图 2-75　大摇肩法

2. 动作要领

（1）沿着受限区域逐渐加大摇动范围。

（2）摇动的方向应为前屈、上举、外旋、后伸及前屈。

（3）做握手托肘摇肩法时，医生腹部应顶住患者背部，以使患者身体固定，并以托肘之手运动为主。

（4）做托肘摇肩法时，适当控制前臂，避免在摇动过程中前臂屈伸，影响操作。

（5）做扣肩摇肩法时，医生双手的作用在于保证摇法使肩关节充分运动。

3. 作用　恢复肩关节正常运动功能，滑利关节。

4. 应用

（1）握手托肘摇肩法和扣肩摇肩法的作用是恢复肩部正常运动功能，治疗肩周炎及创伤后因固定导致的肩关节粘连。

（2）握腕摇肩法、托肘摇肩法和扶肩托臂摇肩法的作用是滑利关节，用于肩关节运动不利。

5. 注意事项

（1）摇动过程中肩关节应充分活动。

（2）沿受限区域，逐渐加大摇动范围。

四、前臂摇法

1. 操作（图 2-76）　医生一手托住患者的肘关节，另一手握住患者的腕部，旋前或旋后摇动患者的前臂。

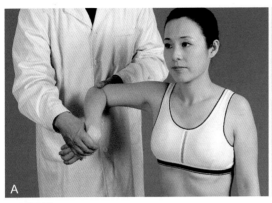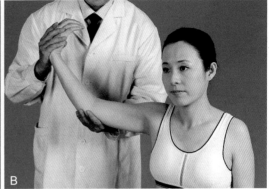

图 2-76 前臂摇法

2. **动作要领** 沿受限区域，逐渐加大摇动范围。

3. **作用** 恢复前臂旋转功能和肘关节屈伸功能。

4. **应用** 用于治疗前臂旋转功能受限，如治疗前臂骨折解除固定后的前臂旋转功能受限，还可用于前臂部的保健。治疗肱骨外上髁炎时，用拇指点揉肱骨外上髁，同时做前臂摇法。

5. **注意事项** 重点在功能受限区域进行操作。

五、腕部摇法

1. **操作**（图 2-77） 医生一只手握住患肢前臂下段，另一只手的五指与患者的五指交叉握住，依次做腕关节背伸、尺偏、屈曲及桡偏，环旋摇动腕关节。

2. **动作要领** 沿着受限区域，逐渐加大摇动范围。

3. **作用** 恢复腕关节旋转和屈伸功能。

4. **应用** 用于腕部伤筋，以及前臂下段或腕部骨折致腕部运动功能受限的治疗。

5. **注意事项** 重点在功能受限区域进行操作。

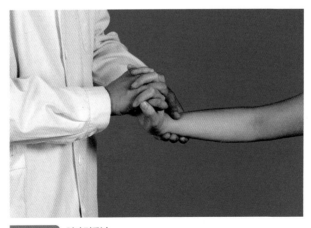

图 2-77 腕部摇法

六、髋部摇法

1. 操作 患者取仰卧位，两侧下肢伸直。医生站在患侧，一只手扶患侧膝部，另一只手扶踝。先使膝关节屈曲（图 2-78A），同时使患侧髋关节外展、外旋至最大限度（图 2-78B），然后使髋、膝关节极度屈曲；再使髋关节极度内收、内旋（图 2-78C），最后伸直患侧下肢（图 2-78D）。

2. 动作要领

（1）在整个摇动过程中，医生始终不要将患肢拿起，而应尽量使患肢贴在床面上，并用推的力量使患肢运动，最后运用患者下肢自身重量使患肢从内收和内旋位伸直并回置床上。

（2）操作中，扶膝之手从膝内侧，依次移至膝下、膝外和膝上。

3. 作用 恢复髋关节正常运动功能，滑利关节。

4. 应用 治疗髋关节功能受限，如髋关节粘连、小儿髋关节一过性滑膜炎。

5. 注意事项 在治疗髋关节周围的骨折后遗症导致的髋关节功能障碍时，摇动范围应适当，避免强力牵拉摇动而发生再骨折。

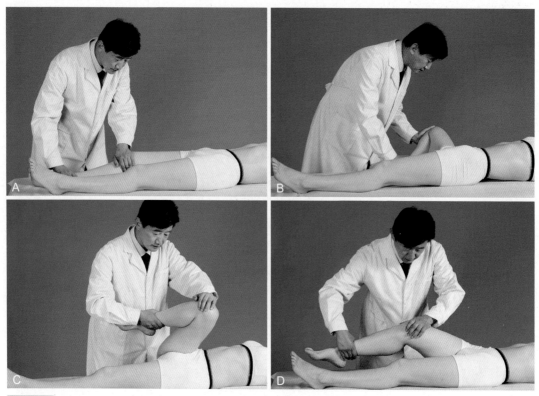

图 2-78 髋部摇法

七、膝部摇法

1. 操作

（1）仰卧位摇膝法（图 2-79）：患者取仰卧位。医生站在患侧，一只手扶膝，另一只手托足跟，环旋摇动膝关节，并使膝关节摇动范围逐渐加大。

（2）俯卧位摇膝法（图 2-80）：患者取俯卧位。医生站在患侧，一只手扶患者腰骶或大腿后侧，另一只手扶患者小腿下段或足跟，环旋摇动患者的膝关节，并使膝关节摇动范围逐渐加大。

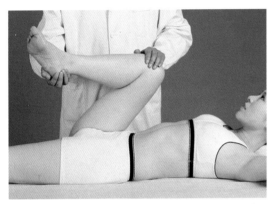

图 2-79 仰卧位摇膝法

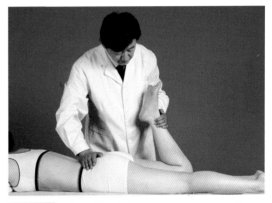

图 2-80 俯卧位摇膝法

2. 动作要领

（1）沿着受限区域逐渐加大摇动范围。

（2）以足跟作为参照，建议摇动的方向依次为对侧、向上、向医生侧及向下。

3. 作用 恢复膝关节屈伸运动功能，重点恢复膝关节屈曲功能。

4. 应用 用于治疗膝关节功能受限，如膝关节骨性关节炎。

5. 注意事项 对于膝关节周围骨折后遗症导致的膝关节功能障碍者，摇动范围应适当，避免强力牵拉摇动而发生再骨折或滑膜炎。

【按语】

膝部摇法实为髋关节旋转，膝关节屈伸的复合运动。

八、踝部摇法

1. 操作（图 2-81） 患者取仰卧位。医生坐于足侧，一只手托患者的足跟部，拇指按于外踝前下方，另一只手握住患者的前足部，环旋摇动踝关节，并使踝关节摇动范围逐渐加大。

2. 动作要领 沿受限区域逐渐加大摇动范围。

3. 作用 恢复踝关节运动功能。

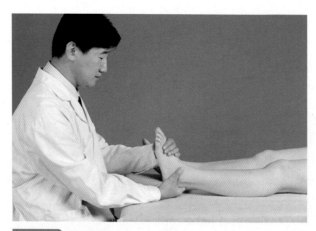

图 2-81 踝部摇法

4. **应用** 治疗踝关节软组织损伤及骨伤导致的踝关节运动功能受限。

5. **注意事项** 对于踝关节周围的骨折后遗症导致的踝关节功能障碍，摇动范围应适当，避免强力牵拉摇动而发生再骨折。

九、颈部侧扳法

1. **操作**（图 2-82）以颈部右侧屈受限为例。患者取坐位。医生站在患者的左侧，以右肘压患者的左肩，右手从患者颈后钩住患者的颈部，左手置于患者头侧（左耳上方）。先使患者头右侧屈至最大限度，然后瞬间用力，加大侧屈 5°~10°，随即松手。

2. **动作要领**

（1）首先应用肘压住肩以固定。

（2）应瞬间用力。

（3）扳动的角度不宜过大，5°~10° 即可。

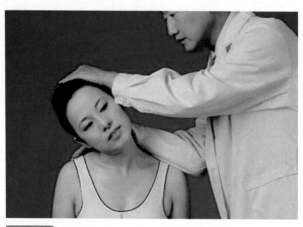

图 2-82 颈部侧扳法

3. **作用**　恢复颈椎侧屈功能。

4. **应用**　治疗颈椎侧屈受限，如落枕、颈椎病出现的颈椎侧屈功能受限。

5. **注意事项**　以患者颈椎右侧屈受限为例，若右侧屈时颈部左侧疼痛可采用此法，若右侧疼痛则不宜使用此法。

十、后伸背法

1. **操作**（图 2-83）　医生与患者背靠背站立，医生两肘套住患者两肘（医生两肘在里），以臀部顶住患者腰部，弯腰、屈膝，将患者反背起，先左右水平方向摆动数次，待患者放松后，医生迅速伸膝挺臀，同时加大腰部前屈的角度，然后将患者放下。

2. **动作要领**

（1）医生的臀部应顶住患者的腰部，以保证患者腰部受力。

（2）迅速伸膝挺臀的同时，医生应加大腰部前屈角度，从而加大患者腰部后伸的角度。

（3）在将患者放下时，应先确认患者能够站稳，然后再松手，以防患者摔倒。

3. **作用**　恢复腰椎后伸功能。

4. **应用**　用于治疗腰椎后伸功能受限，如腰部急性软组织损伤、腰部软组织劳损、腰椎间盘突出症造成的腰部后伸受限。

5. **注意事项**　操作时以臀部顶住患者的腰部，操作后先确认患者可以站稳。

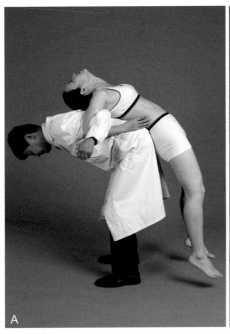
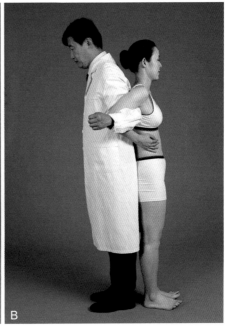

图 2-83　后伸背法

十一、侧背法

1. 操作（图 2-84） 以腰椎右侧屈受限为例。患者站立，右侧上肢置于医生头后。医生站于患者右侧，以左髋顶住患者右髋，左手扶住患者腰部，右手握住患者右手，医生右脚向右跨出一步并带动患者做右侧屈，至最大限度时，医生以左髋向左瞬间顶患者的右髋，用以加大患者腰部右侧屈的角度，随即恢复站立。

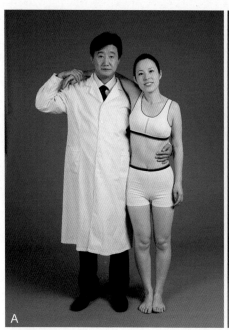
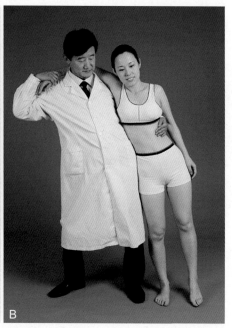

图 2-84 侧背法

2. 动作要领

（1）医生的髋关节要始终顶住患者的髋关节。

（2）发力时，医生应注意用髋关节顶患者的髋关节，而不是将患者抱起。

3. 作用 恢复腰椎侧屈角度。

4. 应用 治疗腰部侧屈受限，如腰部急性软组织损伤、腰部软组织劳损出现的腰部侧屈功能受限。

5. 注意事项 带动患者侧屈至最大限度后再顶患者的髋关节。

十二、肩部抖法

1. 操作

（1）双手抖肩法（图 2-85）：患者取坐位。医生站在患侧，双手握住患者的手指、腕部或前臂下段并使患者肩关节外展，在牵引的情况下，做连续、小幅度、均匀、快速的上下抖动，使肩关节抖动达到最大幅度。在抖动过程中，可以瞬间加大抖动幅度3~5次，但只加大抖动的幅度，不加大牵引力。

（2）单手抖肩法（图2-86）：患者取坐位。医生站在侧方，一只手扶患者肩部，另一只手握住患者的手，做连续、小幅度、均匀、快速的上下或前后方向抖动，使肩关节抖动达到最大幅度。

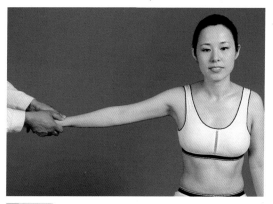

图 2-85　双手抖肩法

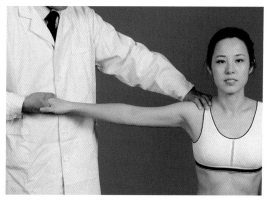

图 2-86　单手抖肩法

2. 动作要领

（1）做双手抖肩法时患肩应处于外展位。做单手抖肩法时患肩可处于外展位、外展前屈位或外展后伸位。

（2）做双手抖肩法时，在抖动过程中，始终要有牵引的力量。

（3）在抖动过程中可瞬间加大抖动幅度，但不加大牵引力。

（4）抖动时应连续、小幅度、快速、均匀地抖动。

3. 作用　松解肩关节粘连，放松止痛。

4. 应用

（1）双手抖肩法可松解肩关节粘连，恢复肩关节外展功能，主要用于治疗肩周炎导致的外展受限。

（2）单手抖肩法用于肩部及上肢的放松止痛。

5. 注意事项

（1）抖动后有部分患者感到腕关节疼痛（这是因为韧带或关节囊被卡压在腕骨间所致），此时医生两只手分别握住患者前臂下段和手，相对用力牵拉腕关节，然后缓慢松开即可。

（2）手法操作时，可让年老体弱的患者采用仰卧位。

十三、髋部抖法

1. 操作（图 2-87）　患者取侧卧位。医生双手握住患者踝关节，在拔伸牵引的情况下，做上下、快速抖动。

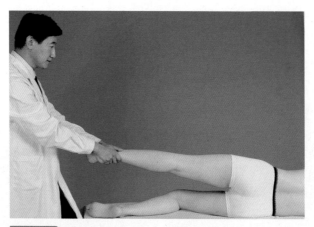

图 2-87 髋部抖法

2. **动作要领** 先牵引后抖动，抖动要连续。

3. **作用** 增加髋关节活动度。

4. **应用** 治疗髋关节功能受限。

5. **注意事项** 操作时，医生两前臂应伸直，身体略后仰以利于发力。

十四、屈伸法

1. 操作

（1）单纯屈伸法（图 2-88）：医生使患者关节沿冠状轴进行运动的手法称屈伸法。屈伸法可用于各关节，使关节加大屈伸运动幅度。

（2）屈转伸法：先使关节极度屈曲，再突然使关节极度伸直。在治疗急性腰部软组织损伤致腰部后伸功能受限时，患者腰部前屈，手扶床边。医生一只手扶患者腹部，另一只手扶患者腰部；先使患者腰部极度前屈（图 2-89A），在患者放松的情况下，医生一只手改放在患者胸部，另一只手向前推按患者腰部，两手协调用力，使患者腰部迅速后伸（图 2-89B），从而恢复腰部后伸功能。

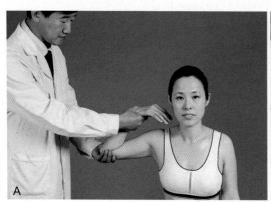
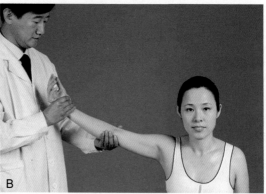

图 2-88 单纯屈伸法

（3）伸转屈法：先使关节极度伸直，再突然使关节极度屈曲。本法用于治疗关节屈曲功能受限。在治疗患者腰部前屈功能受限时，使患者站立，医生站于患者身后，用身体的左侧顶在患者身后，左手置于患者腹部，右手置于患者肩部（图 2-90A）；当患者放松后，医生用左手虚掌扣打患者小腹部，左肩撞击患者背部，同时右手推按患者背部正中（以上 3个动作同时进行），使患者腰部迅速前屈（图 2-90B），用以治疗腰部前屈功能受限。

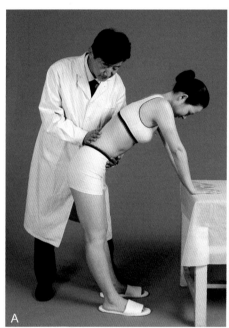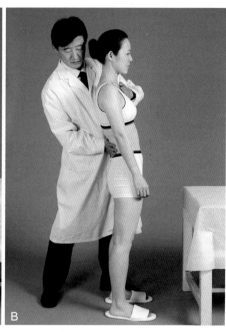

图 2-89　屈转伸法

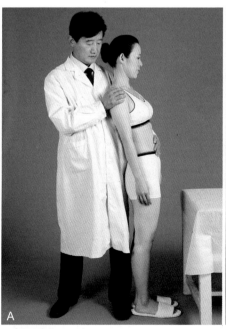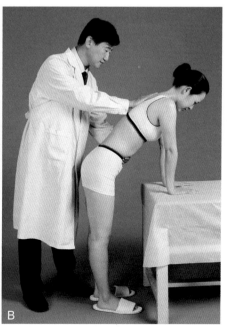

图 2-90　伸转屈法

2. 动作要领

（1）单纯屈伸法：屈伸幅度由小到大。

（2）屈转伸法：从极度屈曲转为极度伸直时动作要迅速。

（3）伸转屈法：从极度伸直转为极度屈曲时动作要迅速。

3. 作用 恢复屈伸功能。

4. 应用 单纯屈伸法治疗屈伸功能受限，也有保健作用。屈转伸法治疗关节伸直、背伸、后伸功能受限。伸转屈法治疗关节屈曲、掌屈、前屈功能受限。

5. 注意事项 用力的大小要根据病情而定。

十五、肩部拔伸法

1. 操作（图 2-91） 患者取坐位。医生站在患侧前方，双手握住患者腕部（患者手掌朝里），逐渐向上拔伸患肢。拔伸过程中，可瞬间加大拔伸的力量。

2. 动作要领

（1）医生向上拔伸时，动作要迅速。

（2）拔伸的幅度应逐渐加大，也可在患者放松时瞬间用力拔伸一次。

3. 作用 恢复肩关节上举功能。

4. 应用 治疗肩关节粘连引起的上举功能受限。

5. 注意事项 根据患者的病情和体质选择拔伸的力量。在瞬间加大拔伸的力量之后，应迅速在局部做轻柔的掌揉法和拿法以缓解局部疼痛。

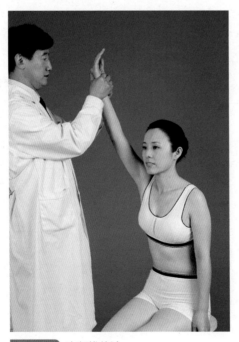

图 2-91 肩部拔伸法

十六、膝部拔伸法

1. 操作（图 2-92）　患者取仰卧位。医生一只手托患侧足跟，另一只手握患侧足部，先使患侧膝关节屈曲，然后迅速拔伸，使患膝伸直，如此反复进行数次。

2. 动作要领　拔伸的速度要快。

3. 作用　恢复膝关节伸直功能。

4. 应用　治疗膝关节伸直受限，如膝关节骨性关节炎。

5. 注意事项　当膝关节粘连较重，同时又有骨质疏松时，应控制好拔伸力量，不可无限制用力，以防发生骨折、滑膜炎。

【按语】

拔伸法根据部位的不同，又称提法、端法、端提法、牵法、拽法。手指拔伸法又称为勒法。

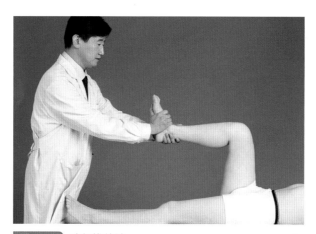

图 2-92　膝部拔伸法

第四节　整复类手法

一、颈部拔伸法

1. 操作

（1）颈部坐位拔伸法（图 2-93）：患者取坐位。医生站在患者侧后方，腹部顶住患者的背部，用一只手托住患者后枕部，用另一侧肘部夹住患者下颌，做缓慢、反复、向后上方拔伸患者颈部。

（2）颈部仰卧位拔伸法（图 2-94）：患者取仰卧位。医生坐于或站于患者头侧，两手分别扣住患者下颌骨，两手用力拔伸患者颈部。

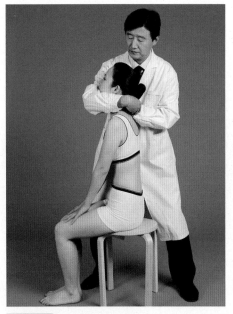

图 2-93　颈部坐位拔伸法

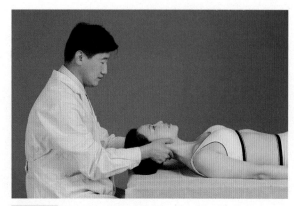

图 2-94　颈部仰卧位拔伸法

2. 动作要领

（1）拔伸时应使患者头后伸 30° 左右。

（2）医生两手应同时用力拔伸。

3. 作用　增大颈椎椎间隙，减小椎间盘内的压力。

4. 应用　治疗颈椎病。

5. 注意事项　做颈部坐位拔伸法时肘部夹住的是患者的下颌，而不是颈部。

二、腰部拔伸法

1. 操作（图 2-95）　患者取俯卧位。一位助手固定患者肩部。医生双手托住患者两个踝关节，两臂伸直，身体后仰，与助手相对用力，拔伸患者的腰部。

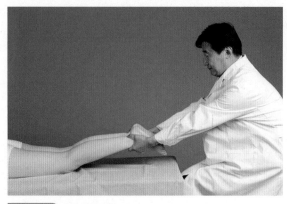

图 2-95　腰部拔伸法

2. 动作要领

（1）医生两侧上肢要伸直，身体后仰，以自身的重力做牵引力。

（2）反复拔伸。

3. 作用 增大腰部椎间隙，减小椎间盘内的压力。

4. 应用 治疗腰椎间盘突出症、退行性脊柱炎等。

5. 注意事项 拔伸时应注意患者下肢与床面的角度不可太大。

三、手指拔伸法

1. 操作（图 2-96） 医生一只手握住患者的腕部，另一只手握空拳，拇指盖于拳眼，示中两指夹住患者的指端，然后迅速拔伸，此时能听到一声清脆的响声。

2. 动作要领 拔伸的速度要快。

3. 作用 调整指间关节及掌指关节的关系。

4. 应用 治疗手部的伤筋，也是保健的常用手法。

5. 注意事项 调整指间关节、掌指关节时用力要大，并且迅速。用于保健时用力要柔和。

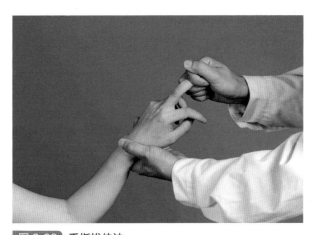

图 2-96 手指拔伸法

四、颈椎定位旋转扳法

1. 操作

（1）坐位颈椎定位旋转扳法（图 2-97）：以棘突向右偏为例。患者取坐位。医生站于患者右后方，用左手拇指顶住偏歪棘突的右侧，先使患者头部前屈至要扳动的椎骨棘突开始运动时，再使患者头向左侧屈、面部向右旋转至最大限度，然后医生用右肘夹住患者下颌，待患者放松后，做一个有控制的、稍增大幅度的、瞬间旋转扳动，同时左手拇指向左推按偏歪的棘突，听到弹响即表明复位。亦可用手按住患者下颌做扳法。

（2）仰卧位颈椎定位旋转扳法（图2-98）：以棘突向右偏歪为例。患者取仰卧位。医生双手置于患者颈后，以一手示中两指按于偏歪的棘突，然后使患者颈部前屈，至要扳动的椎骨棘突开始运动时，再使患者的颈部向右旋转至最大限度时，做一个有控制的、稍增大幅度的瞬间旋转扳动，听到弹响即表明复位。

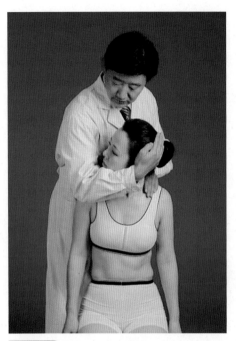

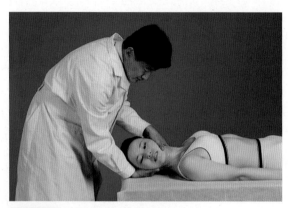

图 2-98　仰卧位颈椎定位旋转扳法

图 2-97　坐位颈椎定位旋转扳法

2. 动作要领

（1）定位要准：定位于前屈至要扳动的椎骨棘突开始运动时。

（2）扳动的角度要准：在前屈的基础上侧屈至最大限度，旋转至最大限度。

（3）用力要稳、要准、要轻巧，即要做一个有控制的、稍增大幅度的、瞬间旋转扳动，同时左（或右）手拇指向左（或右）推按偏歪的棘突。

（4）应在最大限度时用力施以扳法。

3. 作用　调整颈椎椎间关节，使其沿纵轴旋转，放松颈部深层肌肉。

4. 应用　治疗颈椎病、落枕、寰枢椎半脱位及颈部扭伤所致椎间关节沿纵轴的旋转。在整复的同时牵拉颈部深层肌肉可起到放松肌肉的作用。本法可用于治疗因颈椎椎间关节紊乱导致的头痛、咽痛、视力障碍、耳鸣等。

5. 注意事项

（1）扳之前可通过手法、语言、体位使患者充分放松。

（2）扳时定位要准，不要强求弹响音。

（3）对于椎动脉型颈椎病、脊髓型颈椎病、严重心肺等疾患及各类骨病、颈椎畸形的患者应慎用或禁用。

五、颈部端提法

1. **操作**（图 2-99）　患者坐于低凳上，两腿向前伸直，两手置于大腿上。医生站于患者侧后方，一只手托后枕部，用另一侧肘部夹住患者的下颌，先缓慢向上拔伸，并维持一定牵引力，待患者颈部相对放松时，瞬间向上用力，拔伸患者颈部。

2. **动作要领**

（1）医生站于患者侧后方。

（2）拔伸时应使患者头后伸 30° 左右。

（3）医生整体发力，即两只手、两个臂、两侧下肢同时向后上方用力。

3. **作用**　纠正颈椎沿冠状轴和矢状轴上的旋转；增大颈椎的椎间隙，减小椎间盘内的压力。

4. **应用**　治疗落枕、颈部扭伤等所致颈椎沿冠状轴和矢状轴上的旋转；治疗颈椎病时的作用为增加颈椎椎间隙。治疗因颈椎椎间关节紊乱导致的头痛、咽痛、视力障碍、耳鸣等。

5. **注意事项**　在做颈部端提法前，首先要注意将患者的姿势摆好。

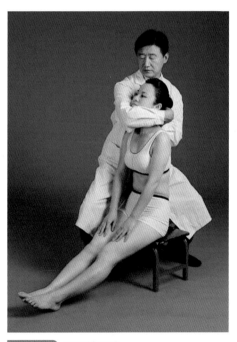

图 2-99　颈部端提法

六、胸部提抖法

1. 操作

（1）坐位胸部提抖法（图 2-100）：患者取坐位，两手交叉扣住置于颈后。医生站在患者身后，胸部顶住患者背部，两侧上肢从上臂之前绕至颈后，并且交叉扣住置于患者颈后（患者的两手背侧）；先环旋摇动患者，待患者放松后，医生两上肢迅速向后上方提拉，同时胸部向前顶，听到弹响即表明复位。

（2）站立位胸部提抖法（图 2-101）：患者站立，两手交叉扣住置于颈后。医生站在患者身后，胸部顶住患者背部，嘱患者颈部略前屈，医生两侧上肢从上臂之前绕至颈后，并且交叉扣住置于患者颈后（患者的两手背侧）；医生两上肢逐渐向后方用力，同时医生胸部向前顶，听到弹响即表明复位。

2. 动作要领

（1）在进行坐位胸部提抖法操作时，医生应屈膝、屈髋，保证上身直立。

（2）医生两臂应尽量向内，将力作用于患者两侧肩前，同时胸部应向前顶住患者背部。

（3）两臂向后、胸部向前（至最大限度）时即可同时用力。

3. 作用　调整胸椎椎间关节、肋椎关节。

4. 应用　用于治疗胸胁屏伤导致的胸椎椎间关节和肋椎关节错位，还可治疗因胸椎椎间关节紊乱导致的部分消化系统症状（如腹胀）、心血管系统症状（如心慌）。

5. 注意事项　将胸部向前与两臂向后的力组成一组力。

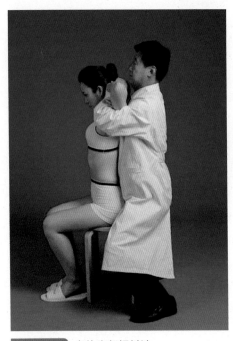

图 2-100　坐位胸部提抖法

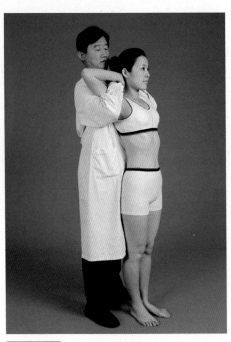

图 2-101　站立位胸部提抖法

七、背部按法

1. 操作

（1）背部按法（图 2-102）：患者取俯卧位。医生站于侧方，以两掌重叠置于背部胸椎错位处，先嘱患者用力吸气，再嘱患者用力呼气，医生双手随患者呼气向下按压，至呼气末，瞬间用力，听到弹响即表明复位。

（2）交叉分压法（图 2-103）：以棘突向右偏为例。患者取俯卧位。医生站于患者的右侧，两臂交叉，右手掌根置于脊柱的右侧（靠近脊柱），左手掌根置于脊柱的左侧（略远离脊柱），待患者呼气末，分别向外下方瞬间用力（左手之力大于右手），听到弹响即表明复位。有医生在吸气末时嘱患者屏气，然后瞬间按压整复。

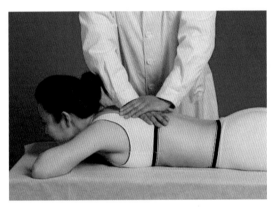

图 2-102　背部按法

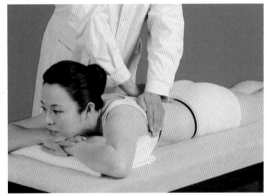

图 2-103　交叉分压法

2. 动作要领

（1）医生应随患者的呼气向下按压。

（2）用力的时机为呼气末。

（3）按压力量仅为瞬间。

3. 作用　调整胸椎椎间关节及肋椎关节。

4. 应用　用于治疗胸胁屏伤导致的胸椎椎间关节和肋椎关节错位，还可治疗因胸椎椎间关节紊乱导致的部分消化系统症状（如腹胀）、心血管系统症状（如心慌）。

5. 注意事项

（1）不可在吸气、呼气过程中按压，以免造成损伤。

（2）使患者俯卧于平坦、柔软的床上，患者的胸前不要有硬物（如扣子）以免造成损伤。

（3）按压前要正确评估患者的体质和骨质情况，按压时控制好按压的力量，以免发生骨折。

八、仰卧位胸椎整复法

1. **操作**（图 2-104） 患者先坐于床上，两臂交叉置于胸前。医生一手半握拳，置于患者偏歪棘突的两侧，然后使患者逐渐仰卧于床上，医生胸部抵住患者两臂，并嘱患者呼气，在呼气末瞬间按压，听到弹响即表明复位。

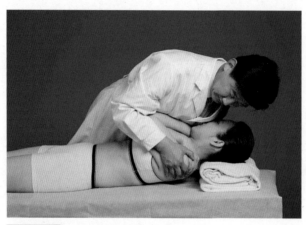

图 2-104 仰卧位胸椎整复法

2. **动作要领**
（1）患者两臂交叉置于胸前时，两肘应尽量在正中线上，以使医生胸部抵住患者两臂。
（2）应在呼气末瞬间按压。
（3）根据具体情况（医生的身高、患者的体型），医生可用腹部或一只手抵住患者两臂，代替胸部抵住患者两臂。
3. **作用** 调整胸椎椎间关节及肋椎关节。
4. **应用** 用于治疗胸胁屏伤导致的胸椎椎间关节、肋椎关节错位，还可治疗因胸椎椎间关节紊乱导致的部分消化系统症状（如腹胀）、心血管系统症状（如心慌）。
5. **注意事项** 医生胸部抵住的是两臂，而不是两肘。

九、胸椎对抗复位法

1. **操作**

（1）胸椎对抗复位法一（图 2-105）：患者取坐位，两手交叉扣住置于颈部。医生站在患者身后，用一侧膝关节顶住偏歪的棘突，医生两手从患者上臂之前绕至前臂之后，并且握住前臂的下段。医生膝关节向前顶，两个前臂及手向后上方提拉，至最大限度时，瞬间用力，听到弹响即表明复位。

（2）胸椎对抗复位法二（图2-106）：患者坐于床上，两手交叉扣住置于颈部。医生一侧膝关节跪于床上，另一侧膝关节顶住偏歪的棘突，医生两手从患者上臂之前绕至前臂之后，并且握住前臂的下段。医生膝关节向前顶，两个前臂及手向后上方提拉，至最大限度时，瞬间用力，听到弹响即表明复位。

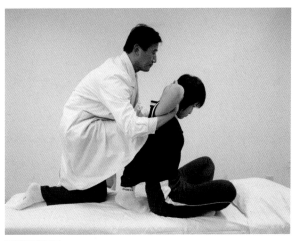

图 2-106　胸椎对抗复位法二

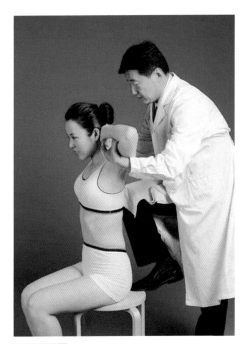

图 2-105　胸椎对抗复位法一

（3）胸椎对抗复位法三（图2-107）：患者站立，两只手交叉叩住置于颈后，两肘置于胸前。医生站于患者身后，胸部顶住患者背部，两只手置于患者两肘前下方并将患者抱紧，待患者放松后医生两手向后上方用力，听到弹响即表明复位。

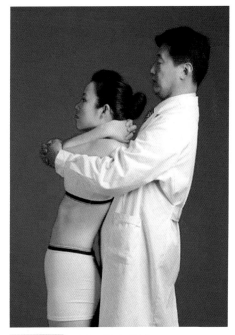

图 2-107　胸椎对抗复位法三

2. 动作要领

（1）膝顶之力或胸部顶住背部之力，均应与两只手之力组成一组力。

（2）用力的幅度宜小。

（3）应瞬间用力。

3. 作用　调整胸椎椎间关节和肋椎关节。

4. 应用　用于治疗胸胁屏伤导致的胸椎椎间关节和肋椎关节错位。还可治疗因胸椎椎间关节紊乱导致的部分消化系统症状（如腹胀）、心血管系统症状（如心慌）。

5. 注意事项　操作前应正确评估患者骨质情况，对于强直性脊柱炎者禁用。

十、扩胸牵引扳法

1. 操作（图 2-108）　患者取坐位，两只手交叉扣住置于颈部。医生站在患者身后，用一侧膝关节顶住偏歪的棘突，用两手托住患者两肘；膝关节向前顶，两只手向后上托至最大限度，嘱患者头后伸，并将气呼出，待患者放松后，瞬间用力，听到弹响即表明复位。

2. 动作要领

（1）两手用力的方向为后上。

（2）膝关节与两手所用的力要协调一致。

3. 作用　调整胸椎椎间关节和肋椎关节。

4. 应用　用于治疗胸胁屏伤导致的胸椎椎间关节和肋椎关节错位。还可治疗因胸椎椎间关节紊乱导致的部分消化系统症状（如腹胀）、心血管系统症状（如心慌）。

5. 注意事项　在患者呼气末发力时，扳动幅度不宜太大。禁止用于强直性脊柱炎者。

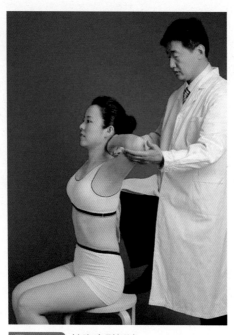

图 2-108　扩胸牵引扳法

十一、胸椎后伸扳肩法

1. **操作**（图2-109） 以棘突向右偏为例。患者取俯卧位。医生站在患者的右侧，以左侧掌根顶住偏歪棘突的右侧，右手置于左肩前，两只手相对用力，使背部后伸并且旋转，至最大限度时，两只手瞬间用力，听到弹响即表明复位。

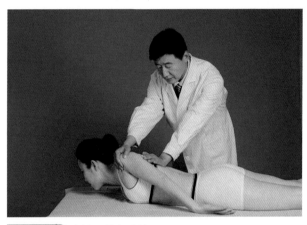

图2-109 胸椎后伸扳肩法

2. **动作要领**
（1）两臂伸直以便发力。
（2）在发力做扳法时，医生应两脚蹬地、转腰以发力。
3. **作用** 调整胸椎椎间关节和肋椎关节。
4. **应用** 用于治疗胸椎椎间关节紊乱和脊柱侧弯。
5. **注意事项** 对于强直性脊柱炎者禁用。

十二、腰部侧扳法

1. **操作**（图2-110） 患者取健侧卧位，健侧下肢伸直在下，患侧下肢屈曲在上，健侧上肢置于胸前，患侧上肢置于身后，手置于体侧。医生站在患者腹侧，一只手置于患侧肩前，另一侧上肢的前臂尺侧置于患者臀后；医生两只手相对用力并逐渐加大患者腰部旋转角度，至最大限度时，瞬间用力，加大旋转角度，听到弹响即表明复位。
2. **动作要领**
（1）患者的腰部应与床面垂直。
（2）医生身体的重心应偏向患者的臀侧。
3. **作用** 调整腰椎椎间关节，松筋。

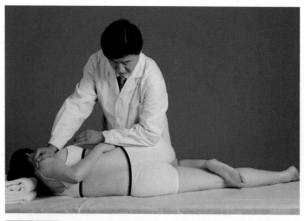

图 2-110 腰部侧扳法

4.**应用** 治疗腰椎椎间关节紊乱，如急性腰部损伤、腰椎间盘突出症，还具有放松腰部肌肉的作用。

5.**注意事项** 在发力时应整体用力。

十三、腰部后伸扳腿法

1.**操作**（图 2-111） 患者取俯卧位。医生站在患者侧方，一只手置于对侧大腿下段的前外侧，另一只手按压患者腰骶部，两只手相对用力，使患者腰部后伸至最大限度后，瞬间用力，将后伸角度加大 5°~10°，随即松手。

2.**动作要领**

（1）置于腰骶部手的位置应根据病情确定，可置于腰部、骶部、腰骶交界处，可置于正中，也可偏于左或偏于右。

（2）两臂应伸直以便发力。

（3）在做扳动时，医生应两脚蹬地，通过腰部发力。

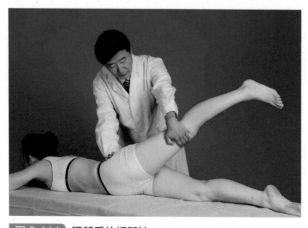

图 2-111 腰部后伸扳腿法

3. **作用**　调整腰椎椎间关节，加大腰椎曲度，恢复腰部后伸功能。

4. **应用**　治疗腰椎间盘突出症，腰椎后关节紊乱；治疗腰椎生理曲度减小、腰部骶段后伸功能受限。

5. **注意事项**　对于腰椎生理曲度变大，腰椎滑脱者慎用，强直性脊柱炎者禁用。

十四、腰部后伸扳肩法

1. **操作**（图 2-112）　以棘突向右偏为例。患者取俯卧位。医生站在患者的左侧，右手顶住偏歪（胸腰段）棘突的右侧并向左方推；右手置于患者左肩前，两只手相对用力，使患者腰部后伸至最大限度，待患者腰部放松后，医生两手瞬间用力，加大后伸角度 5°~10°，随即松手。

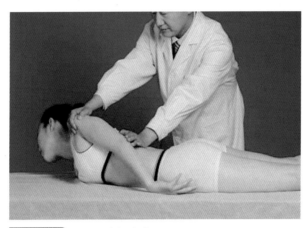

图 2-112　腰部后伸扳肩法

2. **动作要领**

（1）两臂应伸直以便发力。

（2）在做扳动时，医生应两脚蹬地，通过腰部发力。

3. **作用**　调整腰椎椎间关节，加大腰椎曲度，恢复腰部后伸功能。

4. **应用**　治疗腰椎间盘突出症，腰椎后关节紊乱；治疗腰椎生理曲度减小、胸腰段后伸功能受限。

5. **注意事项**　对于腰椎生理曲度变大，腰椎滑脱者和强直性脊柱炎者禁用。

【按语】

腰部侧扳法、腰部后伸扳腿法、腰部后伸扳肩法又称为"腰部三扳法"，是治疗腰椎间盘突出症的重要手法。

十五、腰椎定位旋转扳法

1. **操作**（图 2-113） 以棘突向右偏为例。患者取坐位，右手置于颈后。一位助手固定患者的大腿部。医生坐在患者右后方，左手拇指置于偏歪棘突的右侧，右手从患者右上臂之前绕至前臂之后，并且置于患者颈后。先使患者腰部前屈至所要扳动的椎骨棘突开始运动时，再使患者腰部左侧屈并且右旋至最大限度（以上 3 个动作在腰部旋转过程中同时进行）后，做一个有控制的、稍增大幅度的、瞬间的旋转扳动；同时左手拇指向左推按偏歪的棘突，听到弹响即表明复位。

2. **动作要领**

（1）定位要准：定位于前屈至要扳动的椎骨棘突开始运动时。

（2）扳动的角度要准：在前屈的基础上侧屈至最大限度，旋转至最大限度。

（3）用力要稳、要准、要轻巧，即要做一个有控制的、稍增大幅度的、瞬间的旋转扳动，同时左（或右）手拇指向左（或右）侧推按偏歪的棘突。

（4）应在最大限度时用力施以扳法。

3. **作用** 调整腰椎沿纵轴的旋转。

4. **应用** 治疗腰椎椎间关节紊乱和腰椎间盘突出症。

5. **注意事项**

（1）扳之前可通过手法、语言、体位使患者充分放松。

（2）扳时定位要准，不要强求弹响音。

（3）对于腰椎畸形、强直性脊柱炎的患者应禁用。

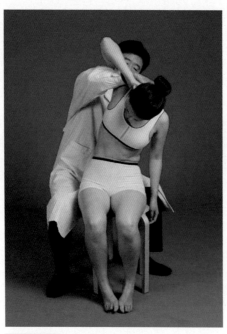

图 2-113 腰椎定位旋转扳法

十六、直腰旋转扳法

1. 操作

（1）顶腿直腰旋转扳法（图2-114）：以腰部向右旋转受限为例。患者取坐位。医生站在患者的右前方，以右腿的外侧顶住患者右大腿的外侧。医生左手置于患者右肩前，右手置于左肩后，两手协调用力，使患者腰部向右旋转至最大限度后，瞬间用力，加大旋转角度5°~10°。

（2）夹腿直腰旋转扳法（图2-115）：以腰部向右旋转受限为例。医生面对患者站于患者的左前方，用两腿夹住患者的左膝部以固定，左手置于患者的左肩后，右手从患者右腋下穿过置于患者的右肩前；两只手协调用力，使患者的腰部右旋至最大限度后，瞬间用力，加大患者腰部右旋的角度。

2. 动作要领

（1）固定好患者的下肢。

（2）两只手用力要协调一致。

3. 作用　调整腰椎椎间关节关系，加大腰部旋转角度。

4. 应用　治疗腰椎关节紊乱、腰部旋转功能受限。

5. 注意事项

（1）扳之前可通过手法、语言、体位使患者充分放松。

（2）本法不要求有弹响音。

（3）对于腰椎畸形、强直性脊柱炎的患者应禁用。

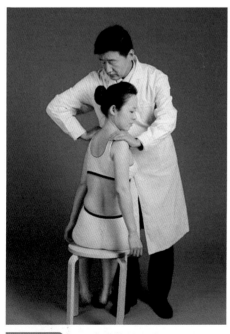

图 2-114　顶腿直腰旋转扳法

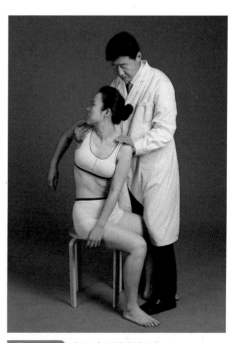

图 2-115　夹腿直腰旋转扳法

十七、腰部抖法

1.操作 患者取俯卧位。一位助手固定患者腋下。医生双手托住患者两个踝关节，两臂伸直，身体后仰（图2-116A），与助手相对用力，牵引患者的腰部，待患者腰部放松后，医生身体先向前（图2-116B），然后后仰，瞬间用力，上下抖动，使患者腰部抖动的幅度达到最大（图2-116C），如此反复操作3~5次，也可更多次操作。

2.动作要领

（1）医生与助手牵引患者腰部时，患者的下肢与床面的角度不要太大。

（2）待患者放松后，再发力上下抖动。

（3）连续抖动3~5次或更多次。

3.作用 调整腰椎椎间关节，加大椎间隙。

4.应用 治疗急性损伤导致的腰椎椎间关节紊乱、腰椎间盘突出症。

5.注意事项 要注意发力的时机，并且要连续抖动3~5次或更多次。

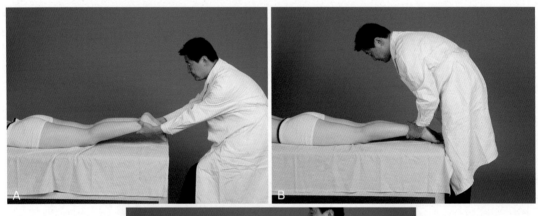

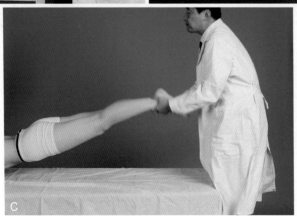

图2-116　腰部抖法

第三章

成人推拿治疗总论

第一节　治疗疾病的原理

一、治疗疾病的基本原理

1.纠正解剖位置的异常　当出现解剖位置异常时，可以出现一些病理状态。不同部位的解剖异常可以表现出不同的症状。手法调整解剖位置，可达到治疗的目的。例如，调整寰枢椎的解剖关系，治疗寰枢关节半脱位。

2.改变系统内能　手法改变系统的内能，从而达到治疗的目的。例如，点按内关可以改善心肌供血，治疗冠心病、心绞痛。

3.调节信息　手法治疗给患者一个良性刺激，以达到治疗的目的。例如，在患者头部做轻柔的手法或从重到轻的手法、较慢或从快到慢的手法可以使患者入睡。相反，在患者头部做较重的手法或从轻到重的手法、较快或从慢到快的手法可以使患者精神振奋。

以上三点又是相互关联的，即在纠正解剖位置异常的同时，既可以改善系统的内能，又可起到调节信息的作用。

二、治疗伤筋的作用原理

1.舒筋通络　舒筋通络，即使患者肌肉放松、精神放松。手法能使机体放松的原因包括：①提高局部的温度；②提高痛阈；③拉长肌纤维；④改善血液循环，增加营养，使损伤组织得以康复；⑤改善血液循环，消除肿胀，进而使损伤组织得以康复；⑥通过手法分解粘连，使损伤组织得以康复。

2.理筋整复　调理筋骨、整复错位，纠正骨与骨、骨与筋、筋与筋的关系。

3.滑利关节　手法促进肢体运动、气血流动。

以上三点是相互关联的，即先舒筋通络再理筋整复，筋骨复位才能滑利关节；筋骨复位、关节运动自如，才能真正实现肌肉放松的效果。

第二节　按摩推拿治疗原则

一、强则松之

强指筋强，即肌肉痉挛；松指松筋、放松、松解、舒筋。损伤导致筋强，即肌肉痉挛。治疗当以松筋、放松、松解、舒筋为治疗原则。手法可选用具有松筋、放松、松解、舒筋作用的手法，如一指禅推法、揉法。

二、瘀则祛之

瘀指瘀血；祛指祛瘀、祛除。损伤导致瘀血，治疗当以祛瘀为治疗原则。手法可选用具有活血、祛瘀、止痛作用的手法，如点法、揉法、推法。

三、塞则通之

塞指经络闭塞不通；通指通经、疏通。损伤等致经络受损，壅塞不通，不通则痛，治疗以疏通经络为治疗原则。手法可选用具有疏通经络作用的手法，如点法。

需要说明的是，瘀血指痛有定处、拒按、瘀斑或舌质紫黯。经络不通指疼痛（非单一痛点）、麻木的归为经络闭塞不通，其依据为"不通则痛"。

四、肿则消之

肿指肿胀；消指消散、消肿。损伤导致肿胀，治疗以消肿为原则。手法可选用具有消肿作用的手法，如推法。

五、寒则温之

寒指一切受寒、受凉或虚证表现为寒者。温指温通、温热。多种伤科疾病与受寒受凉，或阳气不足有关，同时寒邪可加重损伤；治疗以温通、温热为治疗原则。手法可选用具有温通、温热作用的手法，如擦法。

六、失则调之

失指阴阳失衡、脏腑失和、气血失调、经络失常。调指调和、调节。无论是外伤（伤筋、伤骨），还是内伤所致阴阳、脏腑、气血、经络失常。治疗以调和阴阳、调节脏腑、调和气血、调节经络为原则。手法可选用具有调和、调节作用的手法，如摩腹、分推腹阴阳、十指分推胸胁。

在内妇儿科治疗中还需根据脏腑辨证、气血津液辨证、三焦辨证、经络辨证，参考内科治疗原则、腧穴理论进行细化。

七、凝则动之

凝指筋凝、筋结；动指助动，即帮助肢体、关节运动。损伤、失治或误治导致筋凝、筋结，如肩凝、"腘如结"，相当于现代医学的功能受限；治疗以助动为原则。手法可选用具有助动作用的手法，如摇法、屈伸法，达到松解筋凝、缓解筋结、恢复功能的目的。

八、聚则展之

聚指筋聚、挛急；展指舒展、伸展。筋聚、挛急与现代医学中的椎间隙变窄、粘连、神经受压引起的肢体功能受限有关，都以展筋为治疗原则。手法可选用具有展筋作用的手法，如拔伸法、肌肉牵拉法和神经牵拉法。

九、乱则复之

乱指筋乱、骨乱、筋骨乱；复指整复、复位。损伤可致筋出槽，骨错缝，与现代医学所说的解剖关系紊乱一样，都以调理筋骨、整复错位为治疗原则。手法可选用具有整复作用的手法，如扳法。

十、收则散之

收指治疗结束；散指宣散、消散。因治疗性手法刺激量较重、较快，可使患者产生疼痛、治疗局部不适、气聚于上等现象，治疗结束时，以宣散气血为治疗原则，手法可选用具有宣散气血作用的手法，如搓法、指尖击法。

第三节　影响疗效的因素

一、手法的性质

按摩推拿治疗疾病的疗效首先取决于手法的性质，即手法的作用。当肌肉痉挛时，应采用具有舒筋通络作用的手法；当解剖关系出现紊乱时，应采用具有理筋整复作用的手法；当肢体功能受限时，应采用具有活血祛瘀、消除肿胀作用的手法。

二、手法的刺激量

按摩推拿治疗疾病的疗效也取决于手法的刺激量，即手法的力量、施用的时间、两次治疗的间隔时间及需要的疗程等。

三、治疗部位的特异性

按摩推拿治疗疾病的疗效还取决于治疗部位的特异性，按摩推拿这个部位能够治疗某种疾病，就是说这个部位对这种疾病具有特异性。

手法的性质、刺激量及治疗部位的特异性在治疗中是相互关联的，只有这三点全部施用正确，才能有疗效，达到最佳效果，并能快速起效。

第四节　适应证与禁忌证

一、适应证

患者有以下情况时可选用按摩推拿治疗。

（1）慢性软组织劳损。

（2）骨与关节退行性疾病，如颈椎病、退行性膝关节骨性关节炎等。

（3）急性软组织损伤早期（用于止痛和关节复位）、恢复期（用于消肿，可促使功能恢复）。

（4）多种骨折脱位后的关节功能障碍的恢复。

（5）多种内科病症，如头痛、失眠、胆囊炎、糖尿病等。

（6）多种妇科病症，如痛经、乳腺炎等。

（7）多种儿科病症，如疳积、遗尿、发热、泄泻、小儿肌性斜颈等。

二、禁忌证

患者有以下情况时应慎用或禁用按摩推拿治疗。

（1）诊断不明的患者，特别是怀疑有骨折、脱位、脊髓损伤和骨病的患者。

（2）有出血倾向的患者。

（3）醉酒、精神失常等与医生不合作的患者。

（4）有严重心肺疾病的患者。

（5）需要治疗的部位皮肤有异常的患者，如局部过敏，有痈、疥、疣等。

（6）有皮肤传染病、呼吸道传染病的患者。

（7）在软组织损伤早期肿胀较重的部位。

（8）孕妇、经期妇女的腰骶部和小腹部。

第四章

成人推拿治疗各论

按摩推拿疗法是通过缓解痉挛、温通经络、滑利关节、整复错位等起到治疗作用的方法，对于伤科、内科、男科、妇科、儿科疾病都有很好的治疗作用。

在治疗时应力求以最小的力量和最简单的方法，使患者痛苦最小、疗效最好、疗程最短。

第一节　伤科病症

一、颈椎病

颈椎病是指由于颈椎及其之间的关节、关节囊、韧带、椎间盘发生退行性变，出现颈椎失稳，产生骨质增生、韧带与关节囊肥厚或钙化等病理变化，刺激或压迫颈部神经根、椎动脉、脊髓、交感神经，从而产生的一系列症状。

【治疗原则】

治疗原则包括：松筋、祛瘀、通经、整复、展筋、助动及宣散。

【手法治疗】

1. 按揉松筋　在颈部、后枕部和肩部施用一指禅推法、㨰法、点揉法、拿法，目的在于放松颈肩部肌肉，改善血液循环。治疗顺序为从上到下，从中间到两边，从健侧到患侧，力量由小到大，层次由浅至深。

2. 点揉祛瘀　在颈部、肩部痛点处重点做点揉法、拨法，达到活血、祛瘀、止痛的作用。对于椎动脉型颈椎病患者，在上颈段点揉的力量不宜过大。

3. 对症治疗

（1）颈型颈椎病：重点放松颈段两侧、颈肩部肌肉。

（2）神经根型颈椎病：辅以通经、展筋。

1）点穴通经：依次点揉和弹拨缺盆、肩中俞、肩外俞、秉风、天宗、肩贞、极泉、臂臑、曲池、手三里、小海、内关、外关、合谷、后溪。推拿可起到通经活络，调畅气血的目的，用于治疗手指疼痛和麻木。

2）捻法疏通：在手指部做捻法以疏通皮部，治疗手指疼痛、麻木。

3）牵拉展筋：医生将患侧肩关节上举、肘关节伸直、腕关节背伸、手指指向外后方，预防、分解神经根处粘连。

（3）椎动脉型颈椎病：辅以镇静、安神、调养神志。

1）轻抹前额：医生坐在患者的头侧，用拇指的螺纹面自印堂至前发际，交替地施用抹法。

2）分推前额：医生以两个拇指末节的桡侧自前额正中向两旁推至太阳，并在太阳处稍做点揉。

3）点穴安神：点揉印堂、太阳、神庭、头维、角孙、百会、四神聪等穴。

4）梳头栉发：两手十指屈曲，从前至后做推拿，状如梳头。

（4）脊髓型颈椎病：辅以通经。

1）颈肩部及上肢部手法同神经根型颈椎病。

2）点穴通经：点揉涌泉、昆仑、太溪、绝骨、三阴交、承山、委中、委阳、殷门、承扶、阳陵泉、足三里、风市、环跳、秩边等穴，以疏通下肢经络，行气活血，治疗下肢麻木、无力。

（5）交感型：因交感型颈椎病症状较多，涉及部位较广，因此手法应对症点穴并在局部做手法，如针对心率变快，心前区疼痛，可点揉内关，并在胸部、心前区做摩膻中、分推前胸胁等。

4. 扳法复位 若有棘突偏歪应做颈椎定位旋转扳法。对于椎动脉型颈椎病和脊髓型颈椎病患者应慎用或禁用扳法。

5. 端提治乱 若颈椎有沿冠状轴或矢状轴旋转，可做颈部端提法。

6. 拔伸减压 做颈部拔伸法以减轻椎间盘的压力，增大椎间隙，扩大椎间孔，降低对神经、椎动脉和脊髓的压迫。

7. 摇法助动 可做颈部摇法以恢复颈部正常运动功能，但椎动脉型颈椎病患者应慎用摇法，以免加重眩晕。

8. 侧扳助动 若有颈椎侧屈受限，可做颈椎侧扳法。

9. 推擦宣散 在背部督脉、夹脊、足太阳膀胱经两条侧线处自上而下做推法，在肩部沿手太阳小肠经和手少阳三焦经做擦法，达到宣散气血、温通经络的作用；也可在肩部做侧击法以舒筋通络。

二、落枕

落枕是指睡卧当风引起颈部疼痛、功能受限。

【治疗原则】

治疗原则为通经、松筋、整复、助动、温通。

【手法治疗】

1. 点穴止痛 先点按两侧合谷、外关和落枕穴；每穴点按半分钟至 1 分钟；强刺激；点穴的同时应嘱患者活动颈部；待疼痛缓解后再进行以下手法治疗。

2. 按揉松筋 在颈部、肩部施用一指禅推法、擦法、点揉法、拿法，使颈部及肩部肌肉放松。放松的重点是斜方肌、头颈夹肌、菱形肌、肩胛提肌、胸锁乳突肌；放松时应从上到下，从中央到两边，从健侧到患侧，力量从小到大，作用层次由浅至深。

3. 扳法复位 若有棘突偏歪可做颈椎定位旋转扳法。

4. 端提治乱 若颈椎在冠状轴或矢状轴旋转，可做颈部端提法。

5. 摇法助动 可做颈部摇法以恢复颈部正常运动功能。

6. 侧扳助动 若有颈椎侧屈受限可做颈椎侧扳法。

7. 擦法温通 在颈肩部做擦法以透热为度，用以改善局部血液循环，缓解肌肉痉挛，达到温通经络的目的。

三、寰枢关节半脱位

寰枢关节半脱位是指寰椎前弓的后方与枢椎齿状突构成的关节发生半脱位。这种情况可出现在落枕、扭伤中，也有些患者不能描述其病因。

【治疗原则】

治疗原则为整复。

【手法治疗】

1. 点穴止痛 若疼痛较重可先点穴以止痛，可点按两侧合谷、外关和落枕。

2. 按揉松筋 若肌肉痉挛较重，可在颈部、肩部施用松筋类手法。

3. 扳法复位 颈椎旋转扳法是整复寰枢关节半脱位的关键手法。

四、胸胁屏伤

胸胁屏伤是由于用力不协调，导致胸椎椎间关节和（或）肋椎关节错位、肋间肌损伤。

【治疗原则】

治疗原则为整复、通经、消肿、舒筋。

【手法治疗】

1. 整复错位 对于胸椎椎间关节和(或)肋椎关节紊乱者，可采用背部按法、胸椎提抖法、扩胸牵引扳法、胸椎对抗复位法进行整复。

2. 点穴止痛 对于肋间肌损伤者，可先点穴止痛，如点合谷、内关、阳陵泉等。然后在局部施用摩法、揉法、擦法以消除局部肿胀和疼痛。

五、腰椎间盘突出症

腰椎间盘突出症是由于腰椎间盘变性，纤维环失去弹性，产生裂隙；在外力作用下，造成椎间盘膨出、突出或纤维环破裂髓核脱出；压迫神经根产生腰腿痛等症状。

【治疗原则】

治疗原则为松筋、祛瘀、通经、整复、展筋。

【手法治疗】

1. 理顺夹脊 疏通背部督脉、夹脊及足太阳膀胱经。患者取俯卧位。医生用掌推法从上至下分别推背部督脉及两侧夹脊、足太阳膀胱经。每条经推 3~5 遍。督脉从大椎推至长强；

膀胱经从大杼、附分推至昆仑。

2. 手法松筋　在脊柱两侧施用掌揉法、按揉法、擦法，重点作用于腰骶部，力量由小到大，层次由浅到深，先做健侧，后做患侧，使脊柱两侧特别是腰骶部肌肉放松。

3. 弹拨祛瘀　以两手拇指重叠，用力弹拨痛点。弹拨时应左右弹拨，力量要大，位置要准。

4. 点穴止痛　依次点按秩边、环跳、承扶、殷门、委中、承山、居髎、风市、委阳、阳陵泉、绝骨、昆仑、太溪、足三里、条口、涌泉等穴。点穴力量要大，以局部有酸、胀、热感为佳。

5. 按压腰骶（图 4-1）　一位助手双手握住患者两踝关节，牵引患者腰部，使患者腹部略抬离床面。医生两个手掌重叠按于患者腰骶正中，用力向下有弹性地按压 5~10 次，用以恢复腰椎生理曲度。若无助手，可将患者上腹部及小腹部垫起，使腹部抬离床面。

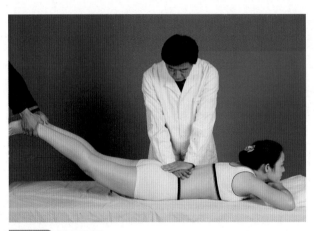

图 4-1　按压腰骶

6. 纠正错位　腰部的三扳法是纠正腰椎骨错位，解除神经根受压的重要手法。腰部三扳法包括腰部后伸扳肩法、后伸扳腿法及侧扳法。除腰部三扳法外，医生还可采用腰椎定位旋转扳法。在做扳法时，要求定位准，使扳法产生的力量集中在突出的间隙；出现弹响音最好，但不要强求弹响音。

7. 牵拉坐骨神经　患者取仰卧位。医生两手协调用力，使患者在膝关节伸直的情况下，被动抬起患侧下肢以牵拉坐骨神经，解除神经根与突出物的粘连。

8. 其他手法　根据病情，酌情选用后伸背法、侧背法及腰部抖法以恢复腰部功能。

六、腰部软组织劳损

腰部软组织劳损是指腰部软组织长期受到慢性、损害性刺激，造成腰部肌肉、韧带、筋膜等组织慢性损伤，出现缺血、变性、渗出、粘连等，本病常被称为腰肌劳损。

【治疗原则】

治疗原则为松筋、温通。

【手法治疗】

1. 理顺夹脊　疏通背部督脉、夹脊及足太阳膀胱经。患者取俯卧位。医生用掌推法从上至下分别推背部督脉及两侧夹脊、足太阳膀胱经。每条经推3~5遍。督脉从大椎推至长强；膀胱经从大杼、附分推至昆仑。

2. 擦法舒筋　在腰骶部施用立擦法作用于患者背部及腰骶两侧肌肉以达舒筋通络、缓解肌肉痉挛的作用。治疗时力量应由小到大，应从健侧到患侧，从损伤的周围到损伤的局部；要求做到广泛、深透。

3. 弹拨松筋　医生用掌指拨法和拇指拨法左右弹拨骶棘肌、腰骶部肌肉和韧带，弹拨时要求垂直于肌腹，用力要深沉。

4. 擦法温通　在患者腰骶部涂适量按摩乳，左右或上下施以擦法。擦时用力要深沉，达到热向深层组织渗透的目的，即达到"透热"的效果。

5. 牵拉腰背肌　采用腰背肌牵拉法（见第二章"六、牵拉法"）以展筋并松解腰背部软组织。

七、急性腰部软组织损伤

急性腰部软组织损伤是指人们在日常生活和工作中，由于腰部肌肉收缩不协调，导致腰部肌肉、韧带和筋膜的急性损伤，通常称为"急性腰扭伤"。扭伤这一病因发生于腰部时可造成肌肉、韧带、筋膜、腰椎及椎间盘损伤。为了明确损伤的部位和性质，本节讨论"急性腰部软组织损伤"。

【治疗原则】

治疗原则为通经、松筋、复位、助动。

【手法治疗】

1. 点穴止痛（图4-2）　患者取俯卧位。医生双手拇指点按患者双侧委中、绝骨以止痛，点按的力量要大。在点按委中时，嘱患者双手支撑床面，由俯卧位改为跪坐位，再俯卧于床上。在点按绝骨时，嘱患者双手支撑床面，从左向右旋转腰部和身体。如此反复操作至屈伸和旋转功能改善。

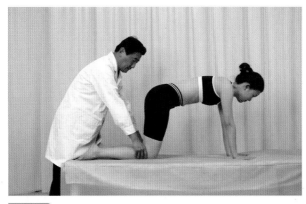

图 4-2　点穴止痛

2. 擦揉松筋　在腰骶部施用立擦法作用于患者背部及腰骶两侧肌肉以达舒筋通络、缓解肌肉痉挛的作用。治疗时力量应由小到大，从健侧到患侧，从损伤的周围到损伤的局部；要求做到广泛、深透。

3. 纠正错位　患者取侧卧位。医生用腰部侧扳法，调整腰椎椎间关节的关系。

4. 牵拉腰背肌　采用腰背肌牵拉法以展筋并松解腰背部软组织。

5. 背法助动　如果有后伸受限，可采用后伸背法。如果有侧屈受限，可采用侧背法。

6. 其他　经过上述治疗仍有疼痛，可采用腰部牵抖法。

八、退行性脊柱炎

退行性脊柱炎是指人到中年以后由于脊柱退行性变，出现骨质增生；增生的骨质直接或间接刺激周围组织所产生的病症。本病又称为脊柱骨关节炎、增生性脊柱炎或肥大性脊柱炎。

【治疗原则】

治疗原则为松筋、通经、温通。

【手法治疗】

1. 局部松筋　采用擦法、揉法、掌指拨法作用于腰骶部，以缓解肌肉痉挛。

2. 点穴通经　采用点法疏通腰骶部及下肢经脉。医师可依次点揉肾俞、气海俞、大肠俞、关元俞、秩边、环跳、承扶、殷门、委中、承山、阳陵泉、绝骨、昆仑、太溪等穴。

3. 横擦腰骶　采用擦法作用于腰骶部，以温通经络、温肾补肾。可在腰骶部涂少量按摩乳，用鱼际擦法或掌根擦法横擦腰骶，

4. 牵拉腰背肌　采用腰背肌牵拉法以展筋并松解腰背部软组织。患者取仰卧位。

九、腰三横突综合征

腰三横突综合征是指由于腰三横突过长，或因腰三横突周围软组织损伤，刺激神经，产生腰、臀及大腿部疼痛等一系列症候群。

【治疗原则】

治疗原则为祛瘀、松筋、助动。

【手法治疗】

1. 点揉痛点　采用指揉法、弹拨法作用于患侧的腰三横突端部，以达活血祛瘀、通经止痛的作用。医生以单手或双手拇指重叠，但无论是点揉还是弹拨，拇指轻触腰三横突即可，不可施以暴力点揉，以免加重损伤。

2. 对症治疗　可根据患者的疼痛部位，在腰骶部、臀部及下肢外侧施用点揉法、掌揉法、擦法等。

3. 侧背法　若有侧屈受限可施用侧背法。

十、隐性脊柱裂

脊柱裂系因胚胎期成软骨中心或成骨中心发育障碍，导致两侧椎弓在后侧未愈合，因而在棘突与椎板产生不同程度的先天性裂隙，裂隙被软组织填充。

若脊柱裂只累及骨骼，则称为隐性脊柱裂，其缺损处在患者出生后无软组织肿物，这种类型较为常见；若同时伴有脊膜或脊髓膨出，则称为显性脊柱裂，它在新生儿中的发生率约为1‰。

【治疗原则】

治疗原则为祛瘀、温通。

【手法治疗】

1. 手法止痛　在疼痛的部位（通常为腰骶部）施用广泛、深透的擦法以达活血、祛瘀、止痛的目的。

2. 擦法温通　在局部涂少量的按摩乳，然后做长时间擦法，使局部产生透热，可起到温通经络的作用。

十一、梨状肌综合征

【概述】

梨状肌综合征是指梨状肌急性或慢性损伤时，发生炎症反应、刺激或压迫坐骨神经而出现的臀部及下肢放射痛。

【治疗原则】

治疗原则为通经、松筋。

【手法治疗】

1. 点穴止痛　患者取俯卧位。医生用两拇指点按患者的两侧委中穴和绝骨穴；点穴的力量要大，用以通经止痛。

2. 揉法松筋　以前臂揉法作用于患侧臀部，力量由小到大，层次由浅到深，用以放松臀部肌肉。

3. 弹拨梨状肌（图 4-3）　医生以尺骨鹰嘴（肘尖）着力，垂直于梨状肌肌腹做弹拨动作，即从外上向内下方向弹拨，用以缓解梨状肌痉挛。

4. 摇髋松筋　患者取仰卧位。医生站于患侧，一只手扶膝，一只手扶踝，环旋摇动髋关节，并重点在内收和内旋位摇动髋关节、牵拉梨状肌，达到放松梨状肌的目的。

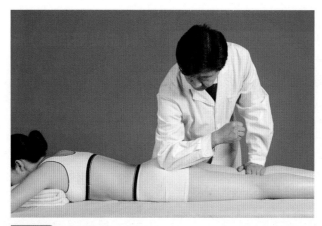

图 4-3　肘弹拨法

十二、肩关节周围炎

肩关节周围炎（简称"肩周炎"），是因肩部广泛粘连，以肩部广泛疼痛和功能广泛受限为特征的疾病。该病又称为"五十肩""冻结肩""肩凝症""漏肩风"。

【治疗原则】

治疗原则为活血、祛瘀、通经、助动、宣散。

【手法治疗】

1. 手法活血　患者取坐位。医生站于患者侧方，用前臂及身体侧方夹住患肢，另一只手在肩前、肩上、肩后做广泛、深透的㨰法，用以通经活血。做㨰法时可配合肩关节前屈、外展、后伸等方向运动，也可在肩部做揉法、拿法等。

2. 点揉祛瘀　医生用拇指或示中指点揉和弹拨喙突、肩峰、大小结节、结节间沟、三角肌止点、冈上肌 / 秉风、冈下肌 / 天宗、小圆肌 / 肩贞等，力量由小到大，用以分解粘连，可起到止痛的作用。

3. 点穴通经　点按三间、中渚、后溪，以达通经止痛的目的。

4. 摇法助动　医生站在患者健侧后方，做肩关节的摇法，以恢复肩关节的正常功能。在做摇法时应逐渐加大摇动范围，使其逐渐接近正常角度。摇法的方向依次是前屈、上举、外旋、后伸、前屈，亦可是内收、上举、外展、下落、内收，用以恢复肩关节运动功能。

5. 内收助动（图 4-4）　医生站在患者健侧后方，医生一只手按揉患者的肩部，另一只手托患侧肘关节，并逐渐加大肩关节内收角度，使患侧肘关节逐渐达到并且超过健侧锁骨中线，用以恢复患肩的内收功能。

6. 外展助动（图 4-5）　医生站在患侧，身体前屈，将患侧上肢置于医生肩上，医生双手置于患肩之上并向下按压，医生逐渐抬起上身，使患侧肩关节外展的角度逐渐加大，用以恢复肩关节外展功能。

7. 提拉助动　医生站于患侧前方，双手握住患侧腕关节，前臂外旋（患者掌心对着患者的面部），逐渐向上拔伸，用以恢复前屈和上举功能。医生也可瞬间用力向上拔伸一次，瞬间拔伸后，以手轻揉患肩以缓解疼痛。

8. 外旋助动　在肩关节处于上举位时，将肩关节外旋，用以恢复肩关节外旋功能。此法可与提拉肩关节同时应用，即同时发挥肩关节上举和外旋功能。

9. 后伸内旋助动（图4-6）　医生站于患侧，一只手按揉患肩，另一只手握患者腕部向后拔伸，并逐渐接近人体后侧正中线，然后逐渐将腕关节上提，用以恢复肩关节后伸和内旋功能。

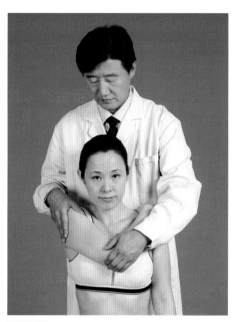

图4-4　内收助动

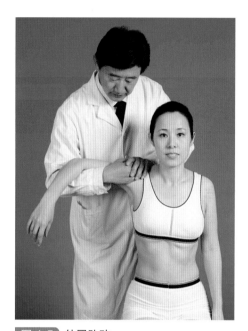

图4-5　外展助动

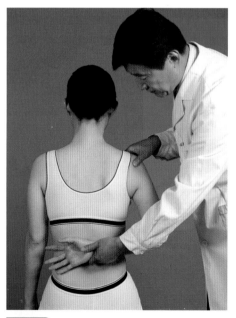

图4-6　后伸内旋助动

10.**抖法松解** 医生站于患侧,双手握住患者手指,先使患侧上肢外展,在牵引的情况下,做连续、小幅度、均匀、快速的上下抖动,在抖动过程中可以瞬间加大抖动的幅度一至数次,用以恢复肩关节外展功能。

11.**环揉宣散** 医生两只手分别置于患肩前后做环旋揉动;也可做搓法,用以缓解疼痛,宣散气血,结束治疗。

十三、肱二头肌长头腱鞘炎

肱二头肌长头腱鞘炎是肱二头肌长头与腱鞘长期摩擦或肩关节过度活动,引起腱鞘充血、水肿、增厚,导致粘连和肌腱退行性变,从而产生的病症。

【治疗原则】

急性期的治疗原则为祛瘀、消肿。

慢性期的治疗原则为活血、消肿、助动、温通。

【手法治疗】

1.**急性期** 患者取坐位。医生站于患侧,用一侧上肢和身体侧面夹住患肢,使肩关节外展,另一只手在肩关节周围,重点是在肩前侧做擦法,同时配合肩关节小幅度摇动;力量宜小,速度宜慢,时间宜长,以达活血、消肿的目的。

2.**慢性期**

(1)手法活血:同急性期手法治疗。

(2)推挤患处:在患部涂少量按摩乳,医生单手拇指着力按压结节间沟处,做上下推挤,用以疏通狭窄。

(3)弹拨患处:医生用一侧手拇指着力按压于结节间沟处,左右弹拨,用以分解粘连。

(4)摇法助动:医生一只手扶肩,另一只手托肘,做肩关节摇法,重点在外展外旋前屈位摇动肩关节,用以滑利关节。

(5)擦法温通:在肩部做擦法,以透热为度,用以温通经络。

十四、冈上肌肌腱炎、冈上肌钙化性肌腱炎

冈上肌肌腱炎是指在肩关节外展过程中,冈上肌肌腱在肩峰与肱骨头之间受到喙肩韧带和肩峰摩擦而产生的无菌性炎症。患病后,肌腱组织内有钙盐沉着,形成无菌性炎症即为冈上肌钙化性肌腱炎。

【治疗原则】

治疗原则为舒筋、祛瘀、温通。

【手法治疗】

1.**擦揉活血** 医生用一侧上肢和身体侧面夹住患肢,使肩关节外展,另一只手在肩关节周围做擦法,同时配合肩关节小幅度摇动,用以活血舒筋。

2.**点揉祛瘀** 医生用拇指点揉法、弹拨法作用于肱骨大结节处,用以活血祛瘀。

3. **擦法温通**　在肩部做擦法，以透热为度，用以温通经络。

十五、肩峰下滑囊炎、三角肌下滑囊炎

肩峰下滑囊炎、三角肌下滑囊炎是因急、慢性损伤或继发于肩部病变导致的无菌性炎症。手法治疗适合慢性患者。

【治疗原则】

治疗原则为活血、消肿、助动。

【手法治疗】

1. **手法活血**　医生在肩关节外侧、肩峰下、三角肌下做擦法、拇指点揉法、鱼际揉法，用以活血、消肿。

2. **手法助动**　配合肩关节摇法，用以滑利关节。

3. **拿法活血**　在肩外、肩上及冈上肌部位做五指拿法，以改善局部血液循环，防止肌肉萎缩。

十六、肱骨外上髁炎

肱骨外上髁炎是指肘关节外侧、肱骨外上髁处因腕关节和前臂反复屈伸、前臂旋转发生的无菌性炎症。肱骨外上髁炎又称为网球肘、红案肘、铁匠肘等。

【治疗原则】

治疗原则为活血、祛瘀、展筋、温通。

【手法治疗】

1. **局部按摩，舒筋活血**　医生一只手托肘，另一手拇指在肘外侧做一指禅推法或指揉法；力量应柔和，重点是肱骨外上髁及其上下，用以活血、舒筋。

2. **点揉祛瘀，弹拨痛点**　医生用拇指指端点揉、弹拨痛点，力量可稍大。

3. **前臂摇法**　医生用一手拇指点于痛点并做揉法，另一只手握住患者腕部做前臂旋前摇法和旋后摇法，用于展筋助动。

4. **牵拉肘外侧**　医生一只手托肘内侧，另一只手握腕关节桡侧，两只手相对用力，用以牵拉肘关节外侧，展筋助动。

5. **推抨推擦，温通经络**　涂少量按摩乳或红花油，医生用拇指螺纹面着力，上下推抨、推擦肘外侧，用以温通经络。

十七、桡侧腕伸肌腱周围炎

桡侧腕伸肌腱周围炎是指桡侧腕长伸肌、桡侧腕短伸肌与拇长展肌、拇短伸肌在前臂桡背侧中下 1/3 交界处因长期摩擦导致的慢性炎症。

【治疗原则】

治疗原则为舒筋、消肿、温通。

【手法治疗】

1. **按揉舒筋**　患者取坐位，患肢放于桌上。医生在患肢前臂背侧中下段做㨰法、鱼际揉法，用以舒筋、活血。

2. **推捋消肿**　在局部涂少量按摩乳，医生以拇指着力，沿桡侧腕长、桡侧腕短伸肌方向走行，自远端向近端推捋桡背侧中下段；推捋时力量要小，时间要长。

3. **擦法温通**　在局部做擦法，以透热为度，用以温通经络。

十八、桡骨茎突部狭窄性腱鞘炎

桡骨茎突部狭窄性腱鞘炎是指桡骨茎突部拇长展肌与拇短伸肌腱鞘发生的狭窄性病变，也称为芬克斯坦（Finkelstein）征。

【治疗原则】

治疗原则为活血、疏通、助动。

【手法治疗】

1. **点揉活血**　患者取坐位。医生一只手托住患者腕部，以另一只手的拇指、鱼际在桡骨茎突部施以揉法，力量宜小不宜大，用以活血。

2. **推捋消肿**　在腕关节桡侧涂少量按摩乳，上下推捋拇长展肌与拇短伸肌肌腱，用以消肿。

3. **弹拨患处**　医生用一只手拇指着力按压于桡骨茎突处，左右弹拨，用以分解粘连。

4. **拔伸患指**　医生一只手拇指点揉痛点，另一只手握住患侧拇指拔伸，并使腕关节及拇指尺偏、桡偏，用以疏通狭窄。

5. **擦以温通**　在桡骨茎突部做鱼际擦法，以透热为度，用以温通经络。

十九、髋关节滑膜炎

髋关节一过性滑膜炎是指因跑跳过度或急性损伤导致的髋关节囊的无菌性炎症。

【治疗原则】

治疗原则为舒筋、活血、助动。

【手法治疗】

1. **按揉舒筋**　患者取俯卧位、侧卧位、仰卧位。医生在患侧髋关节周围做揉法、㨰法、按揉法等，用以舒筋活血。

2. **摇法助动**　做髋关节摇法，速度宜慢，幅度宜大，用以滑利关节。

3. **擦法温通**　擦髋关节前侧和外侧，以透热为度，用以滑利关节、分解粘连。

二十、膝关节骨性关节炎

骨性关节炎是指关节周围骨质增生，刺激周围组织产生的症状。这种炎症又称为增生性骨关节炎、老年骨关节病、变形性关节炎、退行性关节炎。

【治疗原则】

治疗原则为舒筋、祛瘀、通经、助动。

【手法治疗】

1. **点揉痛处**　患者取仰卧位，两下肢伸直。医生用拇指或其余四指点揉膝关节内外侧、上下方及髌骨周围，于痛点处重点点揉，力量以不痛为度，用于舒筋、祛瘀。

2. **点穴止痛**　用拇指、示指、示中指分别点揉血海、梁丘、鹤顶、膝阳关、阴谷、犊鼻、内膝眼、阳陵泉、阴陵泉、足三里、阿是穴等，用以通经祛瘀。

3. **擦揉舒筋**　患者改为俯卧位。医生用擦法、揉法、拿法作用于大腿下段、膝关节后侧、小腿上段，用以舒筋、祛瘀。

4. **点穴止痛**　用拇指、示指、示中指分别点揉委中、委阳、浮郄、阴谷、合阳等穴，用以通经祛瘀。

5. **摇法助动**　患者仰卧，屈髋屈膝，医生一只手扶膝，另一只手托足跟，环旋摇动膝关节，幅度由小到大，也可采用俯卧位膝关节摇法，用以滑利关节。

6. **屈伸助动**　患者仰卧，双下肢伸直。医生站于床头，一只手托患者足跟，另一只手握足，先使膝关节屈曲，然后再将下肢迅速拉直；如此反复操作；拔伸的力量应以患者能够忍受为度。

二十一、半月板损伤

半月板损伤是膝部常见损伤之一，因慢性损伤、退行性变或剧烈外伤引起的半月板损伤，可并发膝部侧副韧带、关节囊、软骨等组织损伤，往往也是产生损伤后肿胀的原因。

【治疗原则】

解除交锁，活血祛瘀，促进修复。

【手法治疗】

1. **对于交锁者**　解除交锁的方法是反 Mc.Murray 征操作。患者仰卧，先使膝关节屈曲，由外展位变为内收外旋位或由内收位变为外展内旋位，随即缓慢伸直，用以解除交锁。交锁较重时需反复操作。

2. **对于不适合手术者**

（1）患者仰卧。医生用拇指点揉损伤半月板所对应的关节间隙。

（2）在膝关节周围施以推、揉、拿、捏等手法，用以活血祛瘀。

（3）配合点穴，用拇指、示指、示中指点揉血海、梁丘、鹤顶、膝阳关、阴谷、犊鼻、内膝眼、阳陵泉、阴陵泉、足三里、阿是穴等，用以通经祛瘀。

二十二、髌骨软化症

髌骨软化症是由于膝关节外伤或劳损导致的髌骨下软骨的损伤，该病症也称为髌骨软骨软化症或髌骨软骨病。

【治疗原则】

治疗原则为舒筋、通经、活血。

【手法治疗】

1. **按揉髌骨** 患者仰卧，患肢伸直，股四头肌放松。医生用手掌轻轻按压髌骨做研磨动作，以不痛、微痛为度；还可在膝关节周围施以擦法、揉法，用以舒筋活血。

2. **推捋髌骨** 以拇示两指，扣住髌骨内外缘，做上下推捋动作。

3. **提拉髌骨** 医生手指屈曲，拇指与其余四指叩住髌骨，向上提拉髌骨。

4. **点揉痛点** 医生以拇指或示中指点揉髌骨周围及内外膝眼，用以止痛。

5. **点揉通经** 点揉血海、梁丘、犊鼻、阴陵泉、阳陵泉、委中、委阳等，用以通经。

6. **屈伸助动** 做膝关节屈伸法和摇法用以滑利关节。

二十三、胫骨结节骨骺炎

胫骨结节骨骺炎是指胫骨结节骨骺因髌韧带过度牵拉导致的损伤性炎症，该炎症又称为胫骨粗隆软骨炎。

【治疗原则】

治疗原则为活血、消肿、止痛。

【手法治疗】

患者取仰卧位，患肢伸直。医生在局部施以轻柔和缓和点揉、推捋、推擦手法，用以活血、消肿、止痛。

二十四、踝关节软组织损伤

踝关节软组织损伤是指由于踝关节扭伤，导致踝关节周围韧带、关节囊的损伤，该损伤也称为踝关节扭伤。

【治疗原则】

治疗原则为活血祛瘀、消肿止痛、滑利关节。

【手法治疗】

急性期不宜手法治疗，若有跖跗关节错位可采用牵拉足趾、按压法使其复位。

恢复期有以下治疗手法。

1. **揉散瘀血** 患者坐于床上，患肢伸直。医生以拇指及大鱼际按揉伤足。按揉的力量宜小不宜大，按揉的顺序为从远端至近端，从损伤的周围至损伤的局部。

2.消肿止痛　在患者损伤的局部涂少量按摩乳，做指摩法，然后从远端向近端做推法，用以消肿止痛。

3.滑利关节　医生一只手托足跟，拇指按于跗骨窦；另一只手握足背，环旋摇动踝关节，以不痛为度。本法不宜使用得太早，一般用于损伤2~3周以后仍有疼痛且功能受限者。在摇动时，不可强力摇动，特别是在患者感到最痛时，以免刚修复的韧带再次受损。

二十五、跟痛症

跟痛症是指足跟跖侧疼痛。依据病因的不同，跟痛症可分为跟骨骨膜炎、跟骨骨刺、跖筋膜附着区末端病。

【治疗原则】

治疗原则为活血止痛。

【手法治疗】

手法适用于跟骨骨刺、跟骨滑囊炎、跟下脂肪垫炎。

患者俯卧位，两腿伸直。医生以一只手掌按压患侧跟腱处，拇指与另一只手拇指重叠点按于痛处（图4-7），着力按压并左右拨动至疼痛缓解消失。

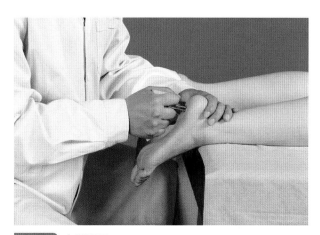

图 4-7　点揉跟骨

第二节　推拿治疗内科、妇科等病症技术

一、推拿调神技术

本技术适用于头痛、失眠、紧张焦虑及亚健康人群。

【手法治疗】

1.轻抹前额　患者取仰卧位。医生坐于床头一侧，两只手拇指自印堂至神庭做抹法，其余四指置于头的两侧，位置相对固定；力量适中，速度宜快。

2. 分推前额 医生两只手拇指桡侧缘自前额中线向两侧分推至太阳穴并做点揉，然后两只手拇指滑向头维点揉，最后滑至角孙穴点揉。

3. 点按头顶 医生两只手拇指自前发际向后交替点按头部前后正中线（即督脉），然后两只手同时点按距督脉 1cm、3cm、5cm、7cm、9cm 处的侧线。每条线点按 3~5 遍。可在百会、四神聪、前顶、囟会、承光等穴位处着力点揉。

4. 点揉少阳五穴（图 4-8） 用全际揉法、拇指点揉法分别点揉颔厌、悬颅、悬厘、曲鬓、率谷五穴。点揉时应使局部产生酸胀感，力量应由轻至重。

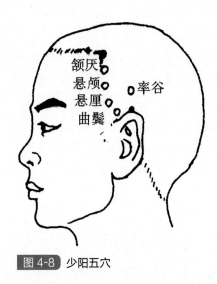

图 4-8 少阳五穴

5. 梳头栉发 医生坐于患者头侧，十指屈曲，以指甲的背侧着力于头部两侧，从前向后做梳头动作。

6. 点揉枕后穴位 医生以示中两指分别点揉枕后风府、玉枕、天柱、风池等穴，点揉时力量应稍大，使患者局部有酸胀的感觉。

7. 揉捻耳郭 用拇指螺纹面与示指桡侧缘夹住治疗部位，做上下快速揉捻。

8. 摩掌熨目 患者仰卧。医生坐于患者头侧，两掌相互摩擦，搓热后将两掌心放置在患者两眼之上，使眼部有温热舒适感。

二、推拿健脾技术

本技术适用于消化不良、腹痛、腹胀、便秘人群。

【手法治疗】

1. 背俞调腑 患者取俯卧位，医生站在患者左侧，用掌揉法作用于背部胸腰段（胸 7 至腰 2 节段）。然后用两只手拇指分别点揉两侧的肝俞、胆俞、脾俞、胃俞、三焦俞。在脊柱胸腰段两侧，做掌擦法以透热为度，从阳引阴，用以调节脾胃功能。

2. 推法调气 患者仰卧。医生站于右侧，用掌推法从上向下依次推任脉、足阳明胃经、足少阳胆经，每条线推 3~5 遍，用以调畅腹气。

3. 摩法助运　患者取仰卧位。医生坐于右侧,以右掌置于腹部,做环形而有节律的抚摩。摩腹的顺序依次为胃脘部、上腹、脐、小腹、右下腹,然后依次推至右上腹,推至左上腹,推至左下腹;如此反复操作。

4. 揉按通腹　以示中环指同时揉按中脘、梁门;然后用拇指、示中指依次揉按天枢、水道、归来穴。

5. 指振关元　医生站于侧方,双手相合,以示中环指着力,上下快速振动,用以调畅小腹气机。

6. 点揉足三里　用两只手拇指分别点揉两侧足三里,力量要大,局部应有强烈的酸胀感。

7. 辨证施术

(1)急性疼痛者:若有急性胃痛、腹痛,可采用点穴止痛法。首点足三里,待疼痛缓解后再点中脘。点按足三里时局部有强烈酸胀感;在点按中脘时应向下点至腹主动脉,使指端有动脉搏动感,并随患者的呼吸而上下起伏。

(2)寒邪犯胃者:应在脊柱胸腰段两侧做掌擦法,以透热为度。

(3)肝气犯胃者:应在胸胁两侧做推擦法,用以疏肝理气。

三、推拿治痿技术

本法可治疗痿证,如半身不遂、神经损伤致肌肉无力。

【治疗原则】

治疗原则为通经、舒筋、助动。

【手法治疗】

1. 点穴通经　分部位点穴以通经活络。

(1)头部穴:百会、四神聪、风池、哑门、人中、承浆、地仓、颊车。

(2)上肢穴:极泉、臂臑、曲泽、尺泽、曲池、小海、手三里、内关、外关、合谷、后溪、劳宫。

(3)下肢穴:俯卧位点揉秩边、环跳、承扶、殷门、委中、承山、昆仑、太溪、涌泉、居髎、风市、髀关、膝阳关、阳陵泉、绝骨;仰卧位时点揉梁丘、血海、足三里、阴陵泉、丰隆、三阴交、解溪。

2. 拿法舒筋　在上肢和下肢的内侧、前侧、后侧、外侧分别施用拿法,以养筋舒筋,提高肌肉兴奋性,用于防止肌肉萎缩。

3. 揉捻肢端　用捻法,上肢重点揉捻手指,下肢重点揉捻足趾,用以改善肢端血液循环,消除肢端肿胀。

4. 运动关节　施用摇法、屈伸法、拔伸法使患者各关节充分运动,滑利关节在运动关节时应注意尽量加大关节运动的幅度,以使患肢充分伸展。

5. 摩腹助运　在腹部施用掌摩法,以健脾和胃,利湿祛痰,防止肌肉萎缩。

四、推拿调经技术

本技术主要用于治疗月经不调、痛经。

【治疗原则】

治疗原则为通经、活血、止痛、调冲任。

【手法治疗】

1. **腰骶活血**　患者取俯卧位。医生站在患者侧方，在腰骶部广泛地按揉，使局部温热舒适。然后点揉命门、肾俞、关元俞、八髎等穴，以酸胀为度。最后在腰骶部做上下和左右方向擦法，用力均匀，以透热为度，用以温暖下元、调理冲任。

2. **调理冲任**　患者取仰卧位。医生坐在患者右侧，用掌摩法作用于患者的小腹部。操作时力量带动腹腔深层组织做环旋运动，以摩至小腹部有温热感为度。

3. **指推脾经**　医生站于床尾或侧方，先在患者小腿部涂少量润滑油，用拇指着力，上下推捋脾经小腿段，特别是地机、漏谷、三阴交穴，用以通脾经、调冲任。

4. **点穴通经**　医生用一指禅推法和指揉法作用于气海、关元、归来等穴，用以调理冲任、调节脏腑、活血止痛。点按足三里、阴陵泉、三阴交、太溪等穴，用以通经、活络、止痛。

5. 辨证施术

（1）扳法复位：部分痛经患者在腰 4 或骶髂关节的部位有压痛，腰 4 棘突偏歪，此时采用腰部侧扳法调整腰椎及骶髂关节。

（2）拍法祛瘀：对于经血色黯有瘀块者，可在其腰骶部轻拍 20~30 次以活血、祛瘀、止痛。

五、推拿排乳技术

本技术适用于乳腺炎患者。乳腺增生可参考本法加减治疗。

【治疗原则】

1. **局部热敷**　揉摩前先用湿热毛巾敷于乳房上，用于改善局部血液循环，消除局部炎症。

2. **揉摩乳房**　患者取仰卧位。医生坐于侧方，以指摩法作用于乳房及乳房的周围。

3. **揉拍肿块**　用示指、中指、环指、小指指面置于肿块部位，轻轻按揉、有节律地轻拍肿块，用以促进乳汁排出。

4. **推法促进排乳**　四指从乳房的周围向乳头方向推挤，促使乳汁排出，使乳管通畅。推时应广泛地推，切忌在局部用力、长时间推。

5. **点穴通乳**　两手拇指分别点按两侧内关，用以疏通胸部经络。

6. **重拿肩井**　以拿法重拿肩井，促使乳汁排出。

第五章

儿科推拿手法总论

第一节　儿科推拿概述

儿科推拿学形成于明朝，是按摩推拿学的重要组成部分。由于儿童具有脏腑娇嫩、形气未充、生机蓬勃、发育迅速的生理特点，同时又具有抵抗力差、容易发病、传变较快、易趋康复的病理特点，因此儿科推拿与成人按摩推拿也有许多不同之处。儿科推拿手法的要求是轻快、柔和、平稳、着实、由浅入深、适达病所，不可竭力攻伐。儿科疾病以外感和内伤饮食居多，病位多在肺、脾、肝三脏，在治疗上以解表、清热、消导、镇惊为主。

一、儿科推拿的特点

（1）推法、揉法次数较多；摩法时间长；掐法则重、快、少，掐后用揉法。

（2）儿科推拿的手法常和穴位结合在一起，如补脾经。

（3）掐、拿、捏等重手法多在治疗结束时使用。

（4）儿科推拿在操作时常用一些介质，如姜汁、滑石粉以滑润皮肤，提高疗效。

（5）儿科推拿的穴位有点状、线状和面状。

（6）儿科推拿的穴位以双手居多。

（7）儿科推拿的穴位名称有些与成人相同，但位置不同（如攒竹），有些位置相同而名称不同（如龟尾、总筋）。

（8）儿科推拿上肢的穴位一般不分男女，但习惯上推拿左手。

（9）此处给定的次数仅为 6 个月至 1 岁患儿临床应用。临床上可根据具体病情进行增减。

二、儿童年龄分期

（1）胎儿期：从受孕到分娩共 40 周。

（2）新生儿期：从胎儿出生到满 28 天。足月新生儿是指胎龄达到 37 周但不到 42 周（259~293 天），出生体重达到及超过 2500g 的新生儿。

（3）婴儿期：28 天至 1 岁。

（4）幼儿期：1~3 岁。

（5）幼童期（学龄前期）：3~6 岁。

（6）儿童期（学龄期）：7~12 岁。

第二节　儿科推拿基本知识

一、操作体位

操作体位根据患者的病症、选用的穴位，以及操作需要而定。操作体位的选择既要保证患儿舒适，又要便于手法操作。

常用的体位包括：抱位、坐位、俯卧位、仰卧位、站立位等。一般 3 岁以下儿童可由家长抱着按摩，3 岁以上小儿可单独采取坐位、仰卧位、俯卧位或侧卧位等。

二、操作顺序

儿科推拿操作顺序应灵活掌握。操作顺序可以先头面，其次上肢，再次胸腹腰背，最后是下肢；亦可先主穴，后配穴。操作中通常先刺激量小的穴位，后刺激量大的穴位，如掐、拿、捏等强刺激性手法均应最后操作，以免造成患儿哭闹。

三、操作时间、次数、强度和频率

小儿推拿治疗量与手法操作时间、次数、强度、频率、方向等有关。

操作时间是指在一个穴位上操作时间的长短。一般年龄越大的患儿操作时间要长；病情较重时操作时间要长；刺激量较小时操作时间较长；主穴操作时间较长，配穴操作时间较短。

操作次数是指在一个穴位上操作的次数，与推拿操作时间是针对同一个问题的两种提法。决定操作次数的因素与操作时间是一致的。一般书中记载的次数和时间是以 6~12 个月的患儿年龄为基准。

操作强度是指在一个穴位上施用手法时所用的刺激量大小。应根据年龄、病情、缓急确定。在保证疗效的前提下可适当变化操作强度。

操作频率主要与推拿补泻有一定关系，要根据患者的病情灵活掌握。

四、推拿补泻

小儿推拿补泻方法，除某些穴位具有补泻作用外，由于操作方法不同而有补泻作用。

主要的补泻操作形式有以下 5 种。

    1. 力量分补泻 手法力度轻有补的作用，手法力度重有泻的作用。特别是在膀胱经腧穴上这一规律表现得比较明显。

    2. 速度分补泻 手法速度慢有补的作用，而手法速度快有泻的作用。

    3. 时间分补泻 操作时间长偏于补，时间短则偏于泻。即使用泻法操作，如果时间较长，也在泻法中蕴涵有某些补的作用。

    4. 方向分补泻 一般向心为补，离心为泻。

    5. 循经分补泻 循经脉气血运行方向推动为补，逆经脉气血运行方向推动为泻。

五、注意事项

    （1）在临证时必须辨证准确果断，治疗方案要恰当及时，手法要精确细致。若病情复杂或较重，应采取中西医结合治疗。

    （2）医生态度要和蔼，耐心细心；应保持两手清洁，双手温度适当，指甲长短适度。

    （3）治疗时要选择合适的体位，尽量保持患儿安静。一般上肢部穴位只取左侧，其他部位的穴位往往取双侧。对肺不张的患儿，应促使其哭闹以提高疗效。

    （4）根据患儿的不同情况选备介质。常用的介质有滑石粉、葱姜水、薄荷水、芝麻油、鸡蛋清等。

    （5）患儿进食后不宜马上推拿腹部，推后半小时内也不宜进食。

    （6）治疗室空气要新鲜，温度适中；治疗后应避风以免治疗后复感外邪。

第六章

儿科推拿手法各论

第一节 儿科推拿基础手法

一、推法

1.操作

（1）直推法（图6-1）：用拇指桡侧或指面在穴位上做直线推动。也可用示中两指指面着力做直线推动。

（2）旋推法（图6-2）：用拇指面在穴位上做顺时针方向旋转推动。

（3）分推法（图6-3）：用两只手拇指桡侧或指面，自穴位中间向两旁推动。

（4）合推法（图6-4）：用拇指桡侧缘自穴位两端向中间推动。

2.动作要领

（1）着力部位要紧贴皮肤，压力适中，做到轻而不浮，重而不滞。

（2）参考经络走行方向及气血运行方向推动。

（3）速度要均匀。

3.应用 作用于线状穴位和面状穴位，如推三关、分推腹阴阳。

4.特点 本作用与方向有关。

5.注意事项 在做推法时应注意压力要适中，方向要正确。

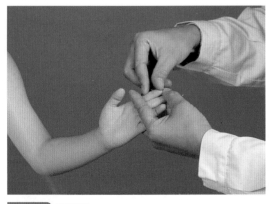

图6-1 直推法

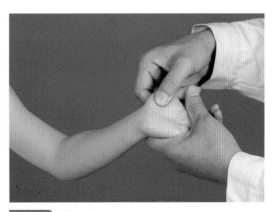

图6-2 旋推法

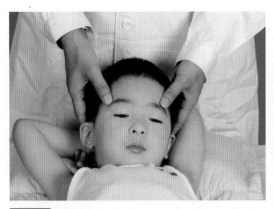

图 6-3 分推法

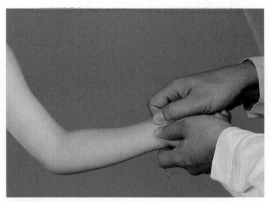

图 6-4 合推法

二、揉法

1. 操作

（1）指揉法（图 6-5）：以指端着力于穴位做环旋揉动。

（2）掌揉法（图 6-6）：以掌着力于穴位做环旋揉动。

（3）鱼际揉法（图 6-7）：以大鱼际着力于穴位做环旋揉动。

2. 动作要领

（1）应以肢体的近端带动远端做小幅度环旋揉动。

（2）着力部位要吸定于治疗部位，并带动深层组织。

（3）压力要均匀，动作要协调且有节律。

（4）揉动的幅度要适中，不宜过大或过小。

3. 应用　用于点状穴位、面状穴位、肿胀部位，如揉板门、揉太阳。

4. 特点　轻柔缓和，刺激量中等，可用于全身各部位。

5. 注意事项　着力部位应吸附在治疗部位上，揉动幅度适中。

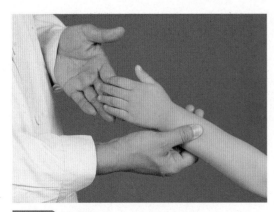

图 6-5 指揉法

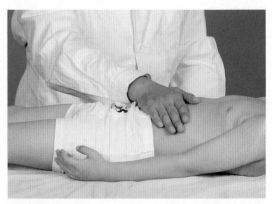

图 6-6 掌揉法

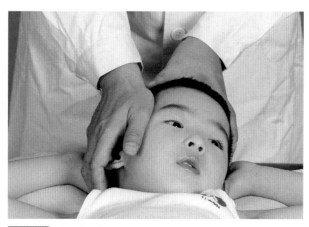

图 6-7 鱼际揉法

三、按法

1. **操作**（图 6-8） 以掌根或拇指置于治疗部位上，逐渐向下用力按压。
2. **动作要领** 逐渐用力。
3. **应用** 常与其他手法配合应用，如按揉、按摩。
4. **注意事项** 根据治疗部位，选择着力部位。

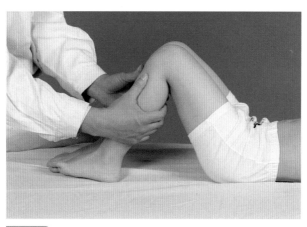

图 6-8 按法

四、摩法

1. **操作**

（1）掌摩法（图 6-9）：以掌置于腹部，做环形而有节律的抚摩称为摩腹。在摩腹时按如下顺序进行操作：胃脘部、上腹、脐、小腹、右下腹、右上腹、左上腹、左下腹。

（2）指摩法（图 6-10）：以示指、中指、环指和小指指面附着在治疗部位上，做环形而有节律的抚摩。

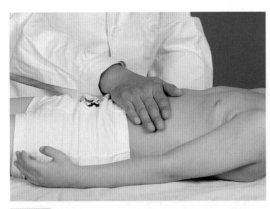

图 6-9 掌摩法

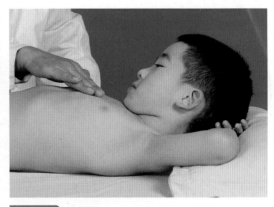

图 6-10 指摩法

2.动作要领

（1）上肢及腕掌放松，轻放于治疗部位。

（2）前臂带动腕及着力部位做环旋活动。

（3）动作要缓和协调。

（4）用力宜轻不宜重，速度宜缓不宜急。

3.应用　掌摩法用于腹部，能调理胃肠功能；顺时针作用于腹部有通腹作用；逆时针作用于腹部则有涩肠作用。指摩法用于腹部、面状穴位。

4.特点　刺激量轻柔和缓，是治疗消化系统疾病、保健的常用手法。

5.注意事项　注意保护皮肤，以免损伤患儿皮肤。

五、掐法

1.操作

（1）双手掐法：以两手的拇示指相对用力，挤压治疗部位。

（2）单手掐法（图6-11）：以单手拇指指端掐按穴位，如掐人中，掐四横纹。

2.动作要领　用力要稳、准，刺激量要大。

3.应用　可疏通经络，用于急救时刺激量大；用于点状穴位，如掐人中，掐四横纹。

4.注意事项　注意保护皮肤，防止刺破皮肤。掐法多用在治疗的最后阶段。

六、捏法

1.操作

（1）二指捏（图6-12）：医生两手略尺偏，两只手示指中节桡侧横抵于皮肤，拇指置于示指前方的皮肤处。两个手指共同捏拿肌肤，边捏边交替前进。

（2）三指捏（图6-13）：两只手略背伸，两手拇指桡侧横抵于皮肤，示指和中指置于拇指前方的皮肤处。三个手指共同捏拿肌肤，边捏边交替前进。

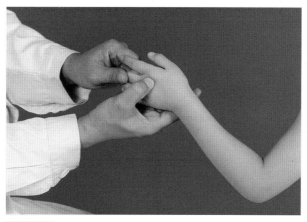

图 6-11　单手掐法

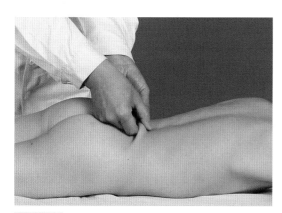

图 6-12　二指捏

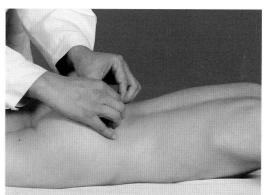

图 6-13　三指捏

2. 动作要领

（1）应沿直线捏，不要歪斜。

（2）捏拿肌肤松紧要适宜。

3. 应用　调理脏腑生理功能，特别是对胃肠功能有很好的调节作用。捏法作用于背部督脉则称为捏脊或捏积，具有调理胃肠功能，促进消化吸收，提高人体抵抗力的作用。捏脊方向为自下而上，从臀裂至颈部大椎穴、风府穴。一般捏 3~5 遍，以皮肤微微发红为度。在捏最后一遍时，常常捏三下向上提一次称"捏三提一"，目的在于加大刺激量。除捏督脉以外，还可捏两侧足太阳膀胱经。

4. 特点　轻快、柔和。

5. 注意事项

（1）捏拿肌肤松紧要适宜。

（2）应避免肌肤从手指间滑脱。

（3）应沿直线捏，不要歪斜。

七、运法

1.**操作** 以拇指或示中指指端在一定穴位上由此往彼做弧形或环形推动，称运法（图 6-14）。

2.**动作要领**

（1）宜轻不宜重，宜缓不宜急。

（2）频率：60~100 次 / 分。

3.**应用** 面状穴位和线状穴位，如运内八卦。

4.**特点** 轻快、柔和。

5.**注意事项** 适量使用介质以保护患儿皮肤。

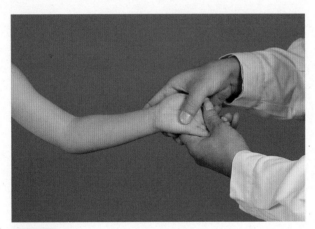

图 6-14 运法

第二节 儿科推拿穴位及操作

一、攒竹（天门）

1.**定位** 两眉头连线中点至前发际成一条直线。

2.**操作** 用两拇指自下而上交替直推称为推攒竹（图 6-15），也称为开天门。

3.**主治** 外感病，如发热、头痛、精神萎靡、惊惕不安。

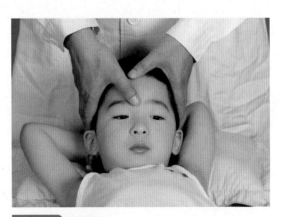

图 6-15 推攒竹

二、坎宫

1.**定位** 自眉头起沿眉向眉梢的一条直线。

2.**操作** 用两拇指桡侧自眉心向眉梢做分推称为推坎宫或分推坎宫（图 6-16）。

3.**主治** 外感病，如发热、惊风、头痛；目赤痛。

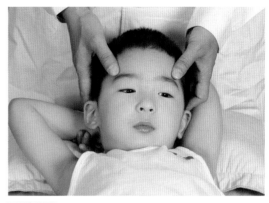

图 6-16 推坎宫

三、太阳

1.**定位** 眉梢与外眦连线中点向后 1 寸（约为 3.33cm）。

2.**操作** 用揉法称为揉太阳（图 6-17）。用两拇指桡侧做推法称为推太阳。用两拇指桡侧做运法称为运太阳，向眼的方向推运为补，向耳的方向推运为泻。

3.**主治** 外感病，如发热、惊风、头痛；目赤痛。

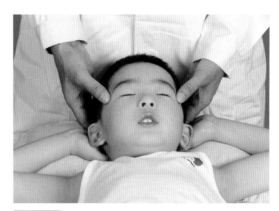

图 6-17 揉太阳

四、天柱

1.**定位** 颈后发际正中至大椎成一条直线。

2.**操作** 用示指和中指两指或拇指自上向下直推称为推天柱（图 6-18）。用汤匙边蘸水边自上而下刮称为刮天柱。

3.**主治** 呕恶、项强；发热、惊风；咽痛。

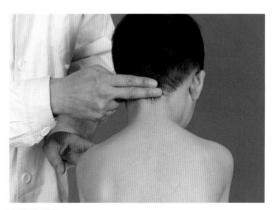

图 6-18 推天柱

五、耳后高骨

1.**定位** 耳后乳突下方凹陷处。

2.**操作** 用两拇指或中指端揉称为揉耳后高骨（图6-19）。

3.**主治** 头痛、惊风。

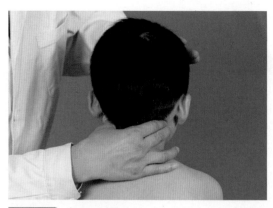

图 6-19 揉耳后高骨

六、乳根

1.**定位** 乳头正下方0.5寸（约为1.67cm），第五肋间隙。

2.**操作** 医生用两手的四指扶患儿两胁，以两手拇指揉乳根称为揉乳根（图6-20）。

3.**主治** 咳嗽，痰鸣，呕吐等症。

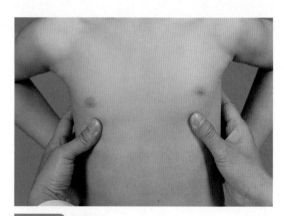

图 6-20 揉乳根

七、乳旁

1.**定位** 乳外旁开0.2寸（约为0.66cm）。

2.**操作** 医生用两手四指扶患儿两胁，以两手拇指揉乳旁称为揉乳旁（图6-21）。

3.**主治** 咳嗽，痰鸣，呕吐等症。

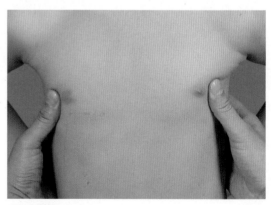

图 6-21 揉乳旁

八、腹

1. **定位**　腹部。

2. **操作**　用掌或四指摩称为摩腹（见图6-9）。沿肋弓角边缘或自中脘至脐，向两旁分推称为分推腹阴阳（图6-22）。

3. **主治**　腹痛、腹胀、消化不良、呕吐、恶心。

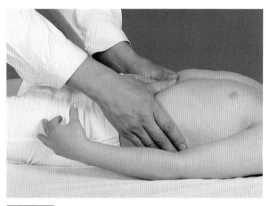

图 6-22　分推腹阴阳

九、脐

1. **定位**　肚脐。

2. **操作**　用中指端或掌根揉称为揉脐（图6-23）。用指或掌摩称为摩脐。用拇指和示中指抓住肚脐向上提抖称为抖揉肚脐。

3. **主治**　肠鸣、吐泻、腹胀、腹痛、疳积、便秘。

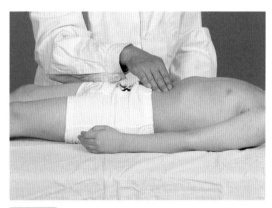

图 6-23　揉脐

十、丹田

1. **定位**　脐下 2~3 寸（6.67~10cm）。

2. **操作**　用揉法揉称为揉丹田（图6-24），用摩法摩称为摩丹田。

3. **主治**　腹泻、腹痛、遗尿、脱肛、疝气。

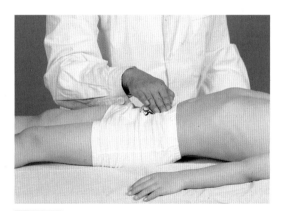

图 6-24　揉丹田

十一、胁肋

1. 定位 从腋下两胁至天枢处。

2. 操作 医生两手掌自患儿腋下搓摩至天枢穴称为搓摩胁肋，又称为按弦走搓摩（图6-25）。

3. 主治 痰喘气急、疳积。

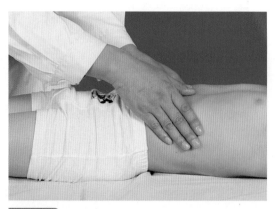

图 6-25 搓摩胁肋

十二、肚角

1. 定位 脐下 2 寸（约为 6.67cm），旁开 2 寸（约为 6.67cm）。

2. 操作 用拇指、示指和中指三指做拿法称为拿肚角；亦可将拇指置于肚角，示指和中指在腰间，三指合力做拿法亦称为拿肚角。用中指端按称为按肚角（图6-26）。

3. 主治 拿肚角治腹痛，尤以寒痛、伤食痛效果为好。为防止患儿哭闹影响手法的进行，可在最后应用此法。

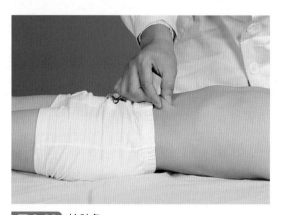

图 6-26 按肚角

十三、脊柱

1. 定位 大椎至长强成一条直线。

2. 操作 用示指和中指自上而下直推称为推脊（图6-27）。用捏法自下而上捏称为捏脊（见图6-12 和图6-13）。

3. 主治 推脊用于发热、惊风、呕吐。捏脊用于疳积、腹泻、腹痛、便秘。摩脊用于夜啼。

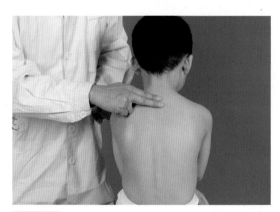

图 6-27 推脊

十四、七节骨

1. **定位** 第四腰椎至尾椎上端成一条直线。

2. **操作** 用拇指桡侧缘自下而上直推称为推上七节骨（图6-28），用示指和中指自上而下直推称为推下七节骨。

3. **主治** 推上七节骨止泻，推下七节骨通便，还用于治疗脱肛、遗尿。

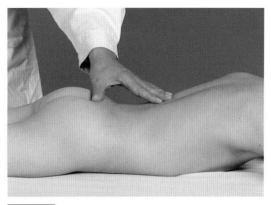

图6-28 推上七节骨

十五、龟尾

1. **定位** 尾椎骨端。

2. **操作**（图6-29） 用拇指或中指端揉称为揉龟尾。

3. **主治** 泄泻、便秘、脱肛、遗尿。

十六、脾经

1. **定位** 有两个位置。一个位于拇指末节螺纹面。另一个位于拇指桡侧边缘至掌根。

2. **操作** 补清有两种方法。旋推拇指螺纹面称为补脾经（图6-30）；由指端向指根方向直推拇指螺纹面称为清脾经。将患儿拇指屈曲，循拇指桡侧边缘向掌根方向直推亦称为补脾经；循拇指桡侧边缘向指尖方向直推亦称为清脾经。

3. **主治** 食欲缺乏、腹胀、腹痛、腹泻、便秘、黄疸等。

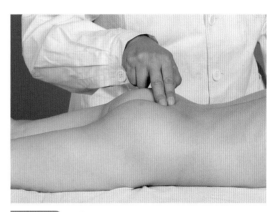

图6-29 揉龟尾

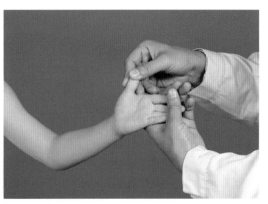

图6-30 补脾经

十七、肝经

1. 定位 示指末节螺纹面。

2. 操作 补清有两种方法。旋推示指末节螺纹面称为补肝经（图 6-31），向指根方向直推示指末节螺纹面称为清肝经。循示指末节螺纹面向掌根方向直推亦称为补肝经；循示指末节螺纹面向指尖方向直推亦称为清肝经。

3. 主治 烦躁不安、五心烦热、目赤、口苦、咽干；惊风等。

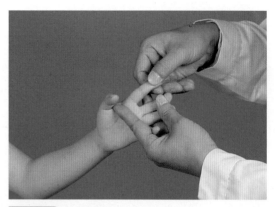

图 6-31 清肝经

十八、心经

1. 定位 中指末节螺纹面。

2. 操作 补清有两种方法。旋推中指末节螺纹面称为补心经（图 6-32），向指根方向直推中指末节螺纹面称为清心经。循中指末节螺纹面向掌根方向直推亦称为补心经；循中指末节螺纹面向指尖方向直推亦称为清心经。

3. 主治 高热神昏、五心烦热、口舌生疮、小便赤涩、心血不足、惊惕不安等。

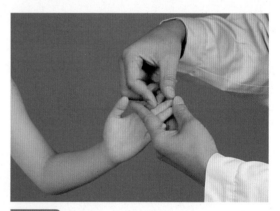

图 6-32 补心经

十九、肺经

1. 定位 环指末节螺纹面。

2. 操作 补清有两种方法。旋推环指末节螺纹面称为补肺经（图 6-33），向指根方向直推环指末节螺纹面称为清肺经。循环指末节螺纹面向掌根方向直推亦称为补肺经；循环指末节螺纹面向指尖方向直推亦称为清肺经。

3. 主治 感冒、发热、咳嗽、胸闷、气喘、虚汗、脱肛。

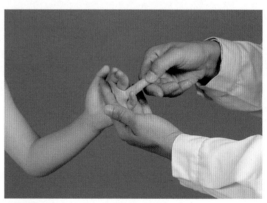

图 6-33 补肺经

二十、肾经

1.**定位**　小指末节螺纹面。

2.**操作**　补清有两种方法。由指根向指尖方向直推为补，称为补肾经（图6-34）；向指根方向直推为清，称为清肾经。循小指末节螺纹面向掌根方向直推亦称为补肾经；循小指末节螺纹面向指尖方向直推亦称为清肾经。

3.**主治**　先天不足、久病体虚；遗尿、小便赤痛；虚喘。

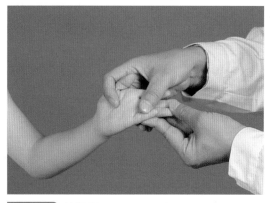
图 6-34　补肾经

二十一、胃经

1.**定位**　拇指掌侧第一节。

2.**操作**　旋推称为补胃经。向指根方向直推为清，称为清胃经（图6-35）。

3.**主治**　食欲缺乏、呕恶嗳气、烦渴善饥等。

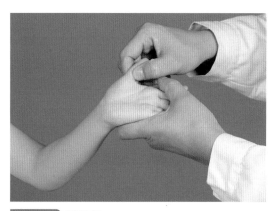
图 6-35　清胃经

二十二、大肠

1.**定位**　示指桡侧缘，自指尖至虎口成一条直线。

2.**操作**　从示指指尖直推向虎口为补，称为补大肠（图6-36）；自虎口直推向示指尖的桡侧为清，称为清大肠。两者统称为推大肠。

3.**主治**　腹泻、便秘、脱肛。

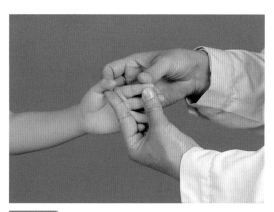
图 6-36　补大肠

二十三、小肠

1. **定位**　小指尺侧缘，自指尖至指根成一条直线。

2. **操作**　指尖直推向指根称为补小肠（图6-37）；自指根直推向指尖称为清小肠。

3. **主治**　小便赤涩、水泻、遗尿、尿闭。

二十四、四横纹

1. **定位**　示指、中指、环指、小指掌侧第1指间关节横纹处。

2. **操作**　用拇指掐揉称为掐四横纹（图6-38）；四指并拢从示指横纹处推向小指横纹处称为推四横纹。还可用点刺法。

3. **主治**　掐四横纹主治疳积、腹胀、腹痛、消化不良、惊风、气喘、口唇破裂。点刺法治疗疳积。

二十五、小横纹

1. **定位**　第2~5掌指关节横纹处。

2. **操作**　拇指指甲掐称为掐小横纹；拇指侧推称为推小横纹（图6-39）。

3. **主治**　烦躁、口疮、唇裂、腹胀等。掐小横纹用于脾胃热结，口唇破烂及腹胀等症。推小横纹对肺部干性啰音有一定疗效。

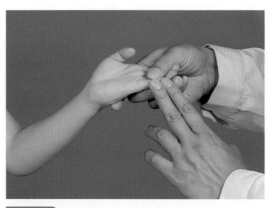

图 6-37　补小肠

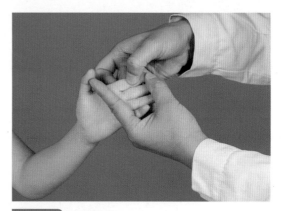

图 6-38　掐四横纹

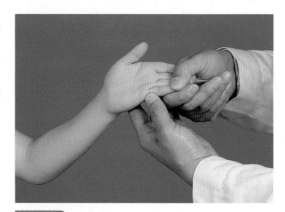

图 6-39　推小横纹

二十六、掌小横纹

1.**定位**　小指掌指关节尺侧横纹头处。

2.**操作**　中指或拇指按揉称为揉掌小横纹（图 6-40）。

3.**主治**　痰热喘咳，口舌生疮，顿咳，流涎等。

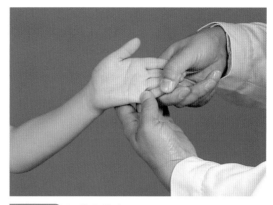

图 6-40　揉掌小横纹

二十七、板门

1.**定位**　大鱼际处。

2.**操作**　拇指端揉称为揉板门。拇指运称为运板门（图 6-41）。用推法自指根推向腕横纹称为板门推向横纹；用推法自腕横纹推向板门称为横纹推向板门。还可用割治法。

3.**主治**　食积腹胀、食欲缺乏、呕吐、腹泻、气喘、嗳气。割治法治疗疳积。

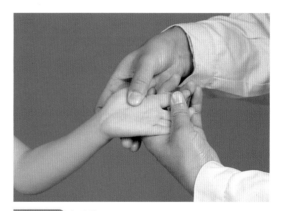

图 6-41　运板门

二十八、内八卦

1.**定位**　在手掌面，以掌心为圆心，从掌心到中指指间关节横纹的 2/3 处为半径画圆。

2.**操作**　一只手拇指按于掌面第 3 掌指关节近端，另一只手拇指做顺时针方向掐运称为运内八卦或运八卦（图 6-42）。

3.**主治**　运内八卦善调气，治疗气机不利，如咳嗽、痰喘、胸闷、纳呆、腹胀、呕吐。

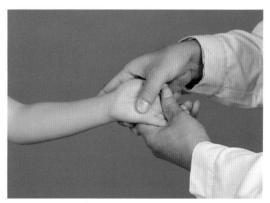

图 6-42　运内八卦

二十九、肾纹

1. **定位** 小指第 2 指间关节横纹处。

2. **操作** 中指或拇指按揉称为揉肾纹（图 6-43）。

3. **主治** 目赤、鹅口疮。

三十、肾顶

1. **定位** 小指顶端。

2. **操作** 医生一只手持患儿小指以固定，另一只手中指或拇指端按揉患儿小指顶端称为揉肾顶（图 6-44）。

3. **主治** 自汗、盗汗。

三十一、运水入土，运土入水

1. **定位** 在掌面，拇指掌指关节近端属土，小指掌指关节近端属水。

2. **操作**

（1）运水入土：医生左手拿住患儿四指，掌心向上，右手拇指由患儿小指掌指关节近端起推运，经掌小横纹、小天心至拇指掌指关节近端（图 6-45A）。

（2）运土入水：医生左手拿住患儿四指，掌心向上，右手拇指由患儿拇指掌指关节近端起推运，经掌小横纹、小天心至小指掌指关节近端（图 6-45B）。

3. **主治**

（1）运水入土：健脾助运，润燥通便。主治因湿热内蕴小便赤涩、泄泻、少腹胀满等。

（2）运土入水：补脾益胃，利尿止泻。主治因脾胃虚弱而见完谷不化、腹泻、疳积等症。

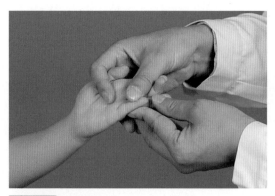

图 6-43 揉肾纹

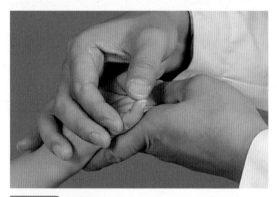

图 6-44 揉肾顶

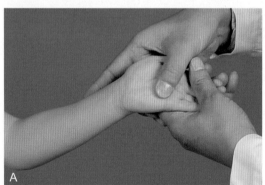

A

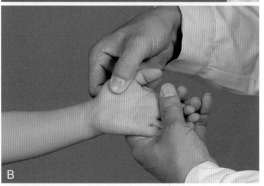

B

图 6-45 运水入土，运土入水

三十二、小天心

1. 定位　大小鱼际交接处的凹陷处。

2. 操作　中指按揉称为揉小天心；拇指甲掐称为掐小天心；以中指尖或屈曲的指间关节做捣法称为捣小天心（图6-46）。

3. 主治　揉小天心能治疗目赤肿痛、口舌生疮、小便短赤。掐小天心和捣小天心能治疗惊风抽搐、夜啼、斜视等。

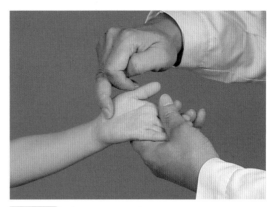

图6-46　捣小天心

三十三、总筋

1. 定位　腕掌侧横纹中点处。

2. 操作　按揉总筋称为揉总筋，用拇指指甲掐称掐总筋（图6-47）。操作时手法宜快，并稍用力。

3. 主治　揉总筋临床上多与清天河水，清心经配合，治疗口舌生疮、潮热、夜啼等实热证。掐总筋治疗惊风抽掣。

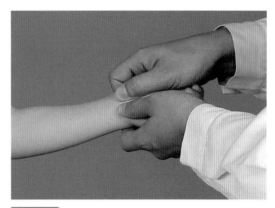

图6-47　掐总筋

三十四、大横纹

1. 定位　腕部，腕横纹处为大横纹。横纹桡侧端称为阳池，横纹尺侧端称为阴池。

2. 操作　两拇指自腕横纹中点（总筋）向两旁分推称为分推大横纹，又称为分手阴阳、分阴阳（图6-48）。自两旁（阴池、阳池）向总筋合推称为合阴阳。

3. 主治　分阴阳多用于阴阳不调，气血不和而致寒热往来，烦躁不安，以及乳食停滞，腹胀，腹泻，呕吐等症，亦对痢疾有一定疗效。实热证宜重分推阴池，虚寒证宜重分推阳池。合阴阳多用于痰结喘嗽，胸闷等症。配揉肾纹，清天河水能起到行痰散结的作用。

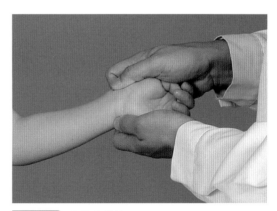

图6-48　分推大横纹

三十五、二扇门

1.**定位**　手背第三掌指关节近端两侧凹陷处。

2.**操作**　用拇指指甲掐称为掐二扇门；拇指偏峰按揉称为揉二扇门（图 6-49）。

3.**主治**　掐二扇门功在发汗。主治身热无汗、惊风抽搐。

三十六、外劳宫

1.**定位**　手背与内劳宫相对处。

2.**操作**　用揉法称为揉外劳宫（图 6-50）；用掐法称为掐外劳宫。

3.**主治**　风寒感冒、腹胀、腹痛、肠鸣、腹泻、脱肛、遗尿、疝气。

三十七、左端正、右端正

1.**定位**　中指甲根两侧赤白肉处，桡侧称为左端正，尺侧称为右端正。

2.**操作**　医生一只手握患儿手，另一只手以拇指先掐 5 次，再揉 50 次，称为掐揉端正（图 6-51）。

3.**主治**　揉左端正升提中气，治疗水泻等症；揉右端正降逆止呕，治疗胃气上逆引起的恶心呕吐。掐端正治疗小儿惊风。

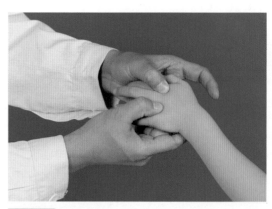

图 6-49　掐二扇门

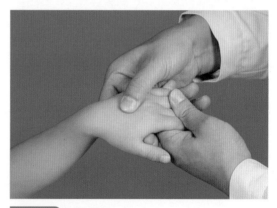

图 6-50　揉外劳宫

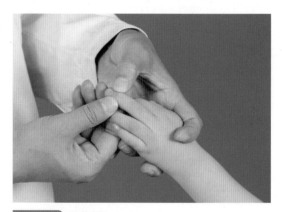

图 6-51　掐揉端正

三十八、老龙

1. **定位**　中指指甲正中后 1 分处。
2. **操作**　用掐法称为掐老龙（图 6-52）。
3. **主治**　掐老龙用于急救。若小儿急惊暴死或高热抽搐，掐之知痛有声者易治，不知痛且无声者难治。

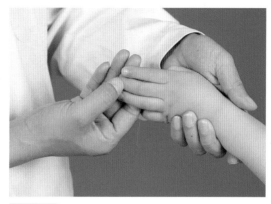

图 6-52　掐老龙

三十九、五指节

1. **定位**　指背，五指第 1 指间关节背侧横纹处。
2. **操作**　用拇指指甲掐称为掐五指节，用拇指或示指揉搓称揉五指节（图 6-53）。
3. **主治**　掐五指节用于治疗惊惕不安，惊风等症。揉五指节用于治疗胸闷，痰喘，咳嗽等症。

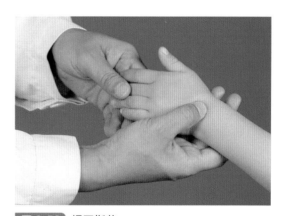

图 6-53　揉五指节

四十、上马

1. **定位**　手背，第 4、5 掌指关节近端凹陷处。
2. **操作**　医生一只手握患儿手，另一只手拇指端揉称为揉上马（图 6-54）。拇指掐上马称为掐二人上马。
3. **主治**　揉上马可滋阴补肾、顺气散结、利水通淋，主治潮热烦躁、牙痛、小便赤涩等症。掐二人上马用于治疗急惊暴死，昏迷不醒。

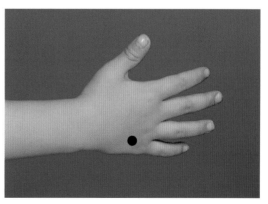

图 6-54　揉上马

四十一、威灵

1.**定位** 手背，第2、3掌骨头之间凹陷处。

2.**操作** 医生一只手握患儿四指，使患者手背向上，另一只手拇指掐威灵穴，然后按揉称为掐威灵（图6-55）。

3.**主治** 掐威灵用于急惊暴死，昏迷不醒。用于急惊昏厥时多与掐精宁配合，加强开窍醒神的作用。

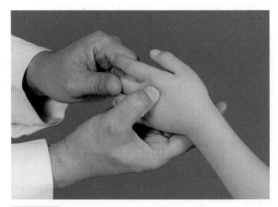

图 6-55 掐威灵

四十二、精宁

1.**定位** 手背，第4、5掌骨头之间凹陷处。

2.**操作** 医生一只手握患儿四指，使患者手背向上，另一只手拇指掐精宁穴，然后按揉称为掐精宁（图6-56）。

3.**主治** 用于治疗痰食积聚，气吼痰喘，干呕，疳积等症。急惊昏厥时多与掐威灵配合，起到加强开窍醒神的作用。体弱患儿用后，应补脾经、推三关、捏脊。

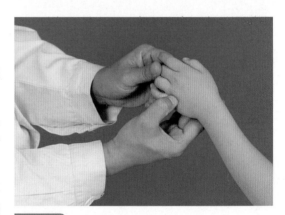

图 6-56 掐精宁

四十三、三关

1.**定位** 前臂桡侧阳池至曲池成一条直线。

2.**操作** 用拇指桡侧面或示中指指面自腕推向肘称为推三关（图6-57）。将患儿拇指屈曲，自拇指桡侧推向肘称为大推三关。

3.**主治** 推三关性温热，治疗虚寒病证，如气血虚弱、病后体弱、阳虚肢冷；腹痛、腹泻、斑疹白痦、疹出不透、风寒感冒等。

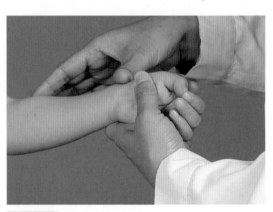

图 6-57 推三关

四十四、天河水

1.**定位**　前臂正中，总筋至洪池成一条直线。

2.**操作**（图 6-58）　用示指和中指指面自腕推向肘称为清天河水；用示指和中指沾水自总筋处，一起一落如弹琴状弹打，直至洪池，同时用口吹气称为打马过天河。

3.**主治**　清天河水性凉，主治热证，如外感发热、潮热、内热、烦躁不安、口渴、弄舌、重舌、惊风等。

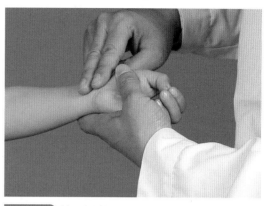

图 6-58　清天河水

四十五、六腑

1.**定位**　前臂尺侧，阴池至肘成一条直线。

2.**操作**　用拇指指面或示中指指面自肘推向腕称为退六腑或推六腑（图 6-59）。

3.**主治**　退六腑性寒，主治一切实热证，如高热、烦渴、惊风、鹅口疮、木舌、重舌、咽痛、腮腺炎、大便秘结等。

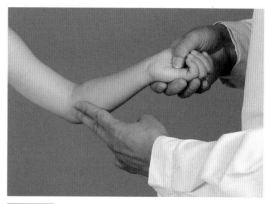

图 6-59　退六腑

四十六、一窝风

1.**定位**　腕背，腕背横纹正中凹陷处。

2.**操作**　指端揉称为揉一窝风（图6-60）。

3.**主治**　常用于受寒、食积等原因引起的腹痛，用于寒凝经脉引起的风寒感冒等。

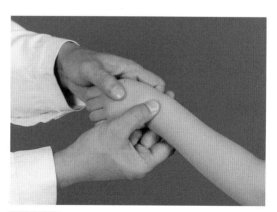

图 6-60　揉一窝风

四十七、膊阳池

1. **定位**　前臂背侧，尺骨与掌骨之间，腕背横纹上3寸（约为10cm）。

2. **操作**　医生一只手持患儿腕，另一只手拇指指甲掐膊阳池，继而揉之，称为掐膊阳池。用拇指端或中指端揉称为揉膊阳池（图6-61）。

3. **主治**　揉膊阳池用于治疗便秘、感冒、小便赤涩短少。

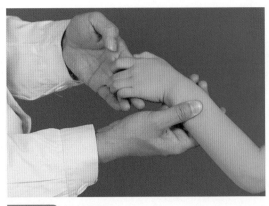

图6-61　揉膊阳池

四十八、箕门

1. **定位**　大腿内侧，髌骨上缘至腹股沟成一条直线。

2. **操作**　用示指和中指自髌骨内上缘至腹股沟部做直推法称为推箕门（图6-62）。

3. **主治**　推箕门性平和，用于治疗尿潴留、小便赤涩不利。

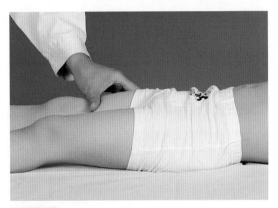

图6-62　推箕门

第三节　儿科推拿复式手法

一、二龙戏珠法

1. **功用**　温和表里、平惊止搐。
2. **主治**　寒热不和、惊搐证。
3. **操作**　医生用两手拇指和示指捏揉患儿耳轮数遍（图6-63）。

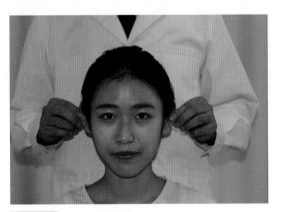

图6-63　二龙戏珠法

二、凤凰展翅法

1. **功用** 温经。
2. **主治** 黄肿痰鸣、昏厥。
3. **操作** 医生用两只手拇指指甲掐患儿手背部精宁、威灵两穴，两手示指和中指在腕部上下摇动，如凤凰展翅状（图 6-64）。

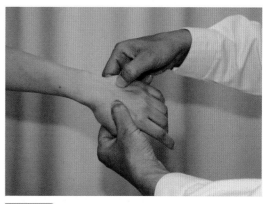

图 6-64 凤凰展翅法

三、黄蜂入洞法

1. **功用** 发汗。
2. **主治** 发热无汗。
3. **操作** 医生用示指和中指指端在患儿两鼻孔揉动（图 6-65）。

四、水底捞月法（水中捞月、水里捞明月、水底捞明月）

1. **功用** 大凉。
2. **主治** 发热。
3. **操作** 医生用冷水滴入患儿掌心，用拇指自患儿小指指尖旋推至内劳宫，边推边吹凉气（图 6-66）。

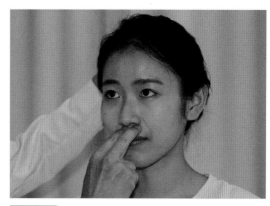

图 6-65 黄蜂入洞法

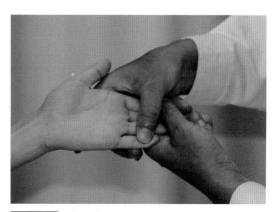

图 6-66 水底捞月法

五、打马过天河法

1. **功用** 温凉、通经、行气。

2. **主治** 恶寒发热、麻木。

3. **操作** 医生先运内劳宫，然后用左手拿患儿手指，用右手示指和中指沿天河水打至肘部（图6-67）。

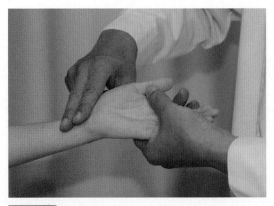

图 6-67 打马过天河法

六、取天河水法

1. **功用** 大凉。

2. **主治** 发热。

3. **操作** 医生用拇指指腹蘸冷水由腕横纹推至曲池，或用示指端由内劳宫直推至曲池（图6-68）。

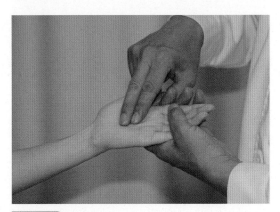

图 6-68 取天河水法

七、引水上天河法

1. **功用** 寒凉。

2. **主治** 发热。

3. **操作** 医生将凉水滴于腕横纹处，用示指和中指逐一拍打至洪池穴，边拍打边对其吹气（图6-69）。

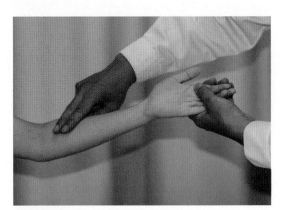

图 6-69 引水上天河法

八、飞经走气法

1. **功用**　温热、行气。

2. **主治**　痰鸣、气逆。

3. **操作**　医生用左手拿住患儿手指，右手示指和中指从曲池弹至总筋，反复几遍后拿住阴阳二穴，左手屈伸摆动患儿四指数次（图 6-70）。

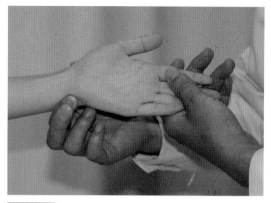

图 6-70　飞经走气法

九、飞金走气法

1. **功用**　性温、泻火清热。

2. **主治**　失音、鼓胀。

3. **操作**　医生滴冷水于内劳宫穴处，用中指自内劳宫穴始，沿前臂内侧中线击打至洪池穴，复用口吹气，引水上行（图 6-71）。

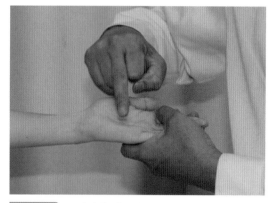

图 6-71　飞金走气法

十、双凤展翅法

1. **功用**　温肺经。

2. **主治**　风寒咳嗽。

3. **操作**　医生双手示指和中指分别夹住患儿两耳，上提数次后，再分别掐按眉心、太阳、听会、牙关、人中、承浆等穴（图 6-72）。

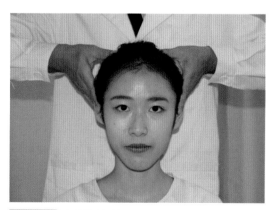

图 6-72　双凤展翅法

十一、揉耳摇头法（捧耳摇头法）

1. **功用** 和气血。
2. **主治** 惊风证。
3. **操作** 医生用双手拇指和示指指腹分别相对用力捻揉患儿两耳垂后，再捧其头左右摇之，揉 20~30 次，摇 10~20 次（图 6-73）。

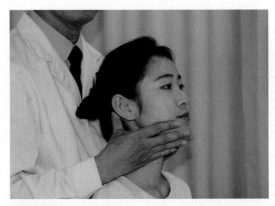

图 6-73 揉耳摇头法

十二、老汉扳缯法

1. **功用** 健脾消食。
2. **主治** 食积痞块。
3. **操作** 医生用一只手拇指掐住患儿拇指根处，另一只手掐捏脾经，并摇动拇指（图 6-74）。

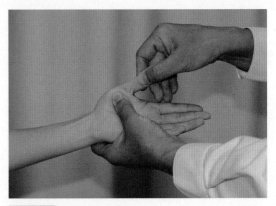

图 6-74 老汉扳缯法

十三、猿猴摘果法

1. **功用** 温经、化痰动气、健脾胃。
2. **主治** 食积、寒痰、疟疾。
3. **操作** 医生用拇指和示指反复捏扯患儿腕背皮肤（图 6-75）。

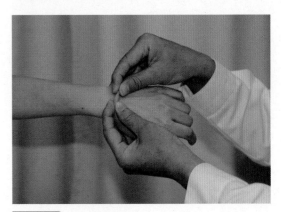

图 6-75 猿猴摘果法

十四、天门入虎口法

1. **功用** 顺气生血、健脾消食。

2. **主治** 脾胃虚弱、气血不和。

3. **操作** 用拇指螺纹面自命关处推向虎口后，再用拇指指端掐揉虎口处（图6-76）。

十五、按弦搓摩法

1. **功用** 理气化痰。

2. **主治** 咳嗽、哮喘、痰积。

3. **操作** 医生将两掌置于患儿胁部，从上至下搓摩（图6-77）。

十六、老虎吞食法

1. **功用** 开窍镇惊。

2. **主治** 昏厥、惊证。

3. **操作** 医生用拇指和示指掐患儿足跟仆参穴或昆仑穴，以患儿苏醒为度（图6-78）。

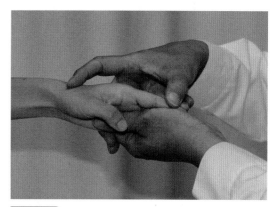

图 6-76 天门入虎口法

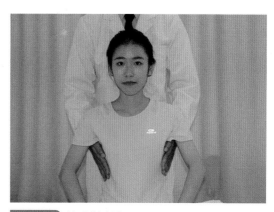

图 6-77 按弦搓摩法

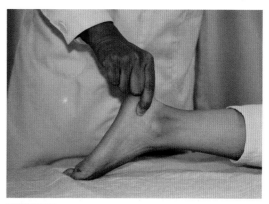

图 6-78 老虎吞食法

十七、揉脐及龟尾并擦七节骨法

1. **功用** 调理肠腑、止泻导滞。

2. **主治** 泻痢、便秘。

3. **操作** 患儿仰卧，医生一只手揉脐，另一只手揉龟尾；揉毕，再令患儿俯卧，自龟尾推至第 2 腰椎为补，反方向推为泻（图6-79）。

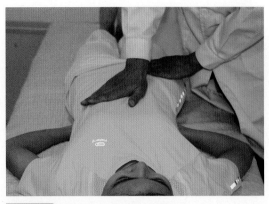

图 6-79 揉脐及龟尾并擦七节骨法

十八、开璇玑法

1. **功用** 开通闭塞、降逆止呕、助运止泻、镇惊止搐。

2. **主治** 喘促痰闭、呕吐腹泻、发热惊搐。

3. **操作** 医生用两手拇指自患儿胸肋部由上而下分推至季肋后，从胸骨柄下端向脐处直推，再用右手掌摩患儿腹部，再从脐向下直推，最后推上七节骨（图6-80）。

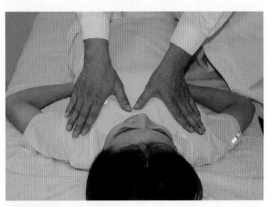

图 6-80 开璇玑法

十九、龙入虎口法

1. **功用** 性温。

2. **主治** 发热、吐泻。

3. **操作** 医生左手托患儿掌背，右手叉入虎口，用拇指向内或向外推揉患儿板门（图6-81）。

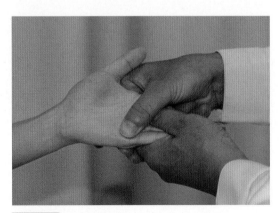

图 6-81 龙入虎口法

二十、运水入土

1. **功用** 健脾。
2. **主治** 腹泻、二便闭结。
3. **操作** 医生用拇指外侧缘自肾水沿掌根运向大指端脾土（图6-82）。

二十一、运土入水

1. **功用** 滋肾。
2. **主治** 小便赤涩、频数。
3. **操作** 医生用拇指外侧缘，自患儿脾土沿患儿掌边缘运向小指端肾水（图6-83）。

二十二、按肩井法（总收法）

1. **功用** 提神、开通气血。
2. **主治** 感冒、上肢酸痛。
3. **操作** 医生一只手中指掐按患儿一侧肩井穴，再以另一只手紧拿患儿的示指、环指，使其上肢伸直并旋转摇动（图6-84）。

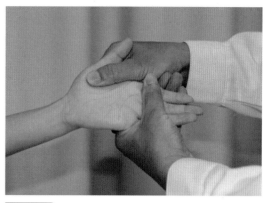

图 6-82 运水入土

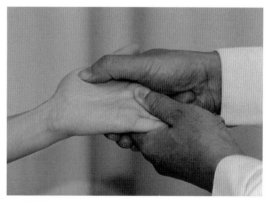

图 6-83 运土入水

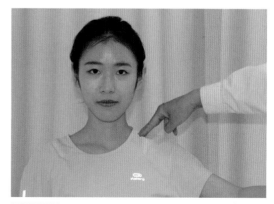

图 6-84 按肩井法

二十三、苍龙摆尾法

1. **功用** 开胸。

2. **主治** 发热。

3. **操作** 医生右手拿患儿示指、中指和无名指，左手自总筋穴至肘部来回搓揉几遍后拿住肘部，右手持患儿3根手指频频摇动如摆尾状（图6-85）。

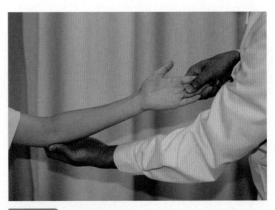

图 6-85 苍龙摆尾法

二十四、摇斗肘法

1. **功用** 顺气通经。

2. **主治** 痞块。

3. **操作** 医生先用一只手的拇指和示指拿住患儿肘部，再以另一只手拇指和示指叉入其虎口，同时用中指按定天门穴，然后屈患儿手，上下摇之（图6-86）。

二十五、斗肘走气法

1. **功用** 行气。

2. **主治** 痞块。

3. **操作** 医生用一只手拿患儿斗肘，另一只手拿住患儿手摇动运转（图6-87）。

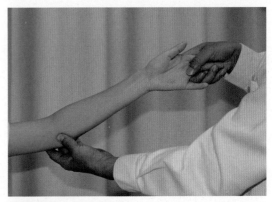

图 6-86 摇斗肘法

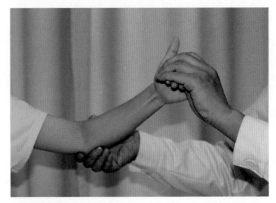

图 6-87 斗肘走气法

二十六、乌龙摆尾法

1.**功用**　开闭结。

2.**主治**　二便不爽。

3.**操作**　医生一只手拿住患儿肘部，另一只手摇动患儿小指（图6-88）。

二十七、黄蜂出洞法

1.**功用**　大热。

2.**主治**　发热无汗。

3.**操作**　医生用一只手拇指指甲依次掐心经、内劳宫，开三关，总筋，再分阴阳，然后以两只手拇指在总筋穴处一搓一上至内关穴处，最后掐坎宫、离宫穴（图6-89）。

二十八、丹凤摇尾法

1.**功用**　和气生血。

2.**主治**　惊证。

3.**操作**　医生用一只手拇指和示指按捏患儿内外劳宫穴，用另一只手拇指指甲先掐患儿中指端，再摇动中指（图6-90）。

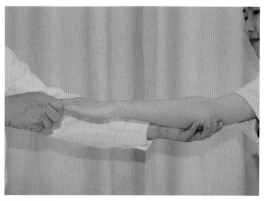

图 6-88　乌龙摆尾法

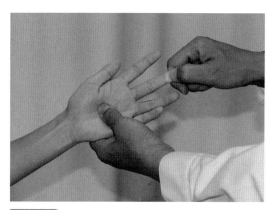

图 6-89　黄蜂出洞法

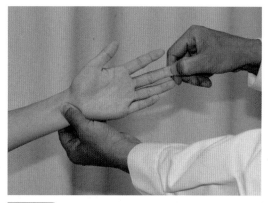

图 6-90　丹凤摇尾法

二十九、凤凰单展翅法

1. **功用** 温热、顺气、化痰。

2. **主治** 虚热、寒痰。

3. **操作** 医生用左手拿捏患儿腕部内外一窝风, 右手拿捏内外劳宫并摇动 (图 6-91)。

三十、孤雁游飞法

1. **功用** 和气血。

2. **主治** 黄肿、虚胀。

3. **操作** 医生一只手拇指自患儿脾经开始, 直上推三关, 再退六腑至内劳宫穴, 转至脾经。如此反复操作 (图 6-92)。

三十一、双龙摆尾法

1. **功用** 开通闭结。

2. **主治** 二便闭结。

3. **操作** 左手托患儿肘处, 右手将患儿示指、小指向下扯摇 (图 6-93)。

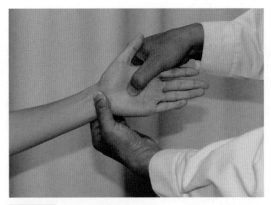

图 6-91 凤凰单展翅法

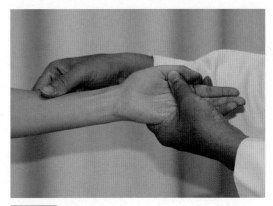

图 6-92 孤雁游飞法

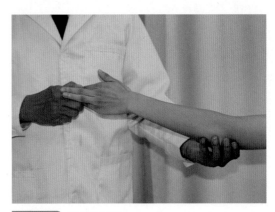

图 6-93 双龙摆尾法

三十二、赤凤摇头法（丹凤摇头法、赤凤点头法）

1. **功用** 通关顺气。

2. **主治** 上肢麻木、惊证。

3. **操作** 医生左手捏患儿胕肘处，右手依次摇动患儿五指，然后摇肘（图6-94）。

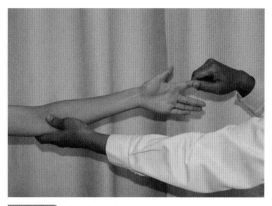
图 6-94 赤凤摇头法

三十三、凤凰鼓翅法

1. **功用** 和气血。

2. **主治** 黄肿、痰鸣、昏厥。

3. **操作** 医生一只手托患儿肘部，另一只手握患儿腕部，用拇指和示指分别按掐患儿腕部桡尺骨远侧凹陷处，左右摇动（图6-95）。

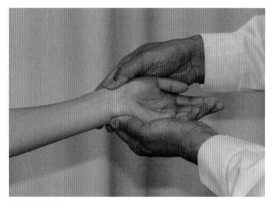
图 6-95 凤凰鼓翅法

第七章

儿科推拿治疗各论

一、疳积

【概述】

疳积是疳症和积滞的总称。疳症是指由喂养不当，脾胃受伤，影响生长发育的病症，相当于营养障碍造成的慢性疾病。积滞是由乳食内积，脾胃受损而引起的肠胃疾病，临床以腹泻或便秘、呕吐、腹胀为主要症状。

【临床表现】

1.积滞伤脾　纳食不香，腹部胀满，形体消瘦，体重不增，精神不振，夜眠不安，大便不调、常有恶臭，舌苔厚腻。

2.气血两亏　面色萎黄或苍白，毛发枯黄稀疏，骨瘦如柴，精神萎靡或烦躁，睡卧不宁，啼声低小，四肢不温，发育障碍，腹部凹陷，大便溏泄，舌淡苔薄，指纹色淡。

【治疗】

1.积滞伤脾

（1）治则：消积导滞，调理脾胃。

（2）处方：揉板门，推四横纹，运内八卦，补脾经，分推腹阴阳，揉中脘，揉天枢，按揉足三里。

（3）方义：揉板门，揉中脘，分推腹阴阳，揉天枢消食导滞，疏调肠胃积滞；推四横纹，运内八卦加强以上作用，并能理气调中；补脾经，按揉足三里以健脾开胃，消食和中。

2.气血两亏

（1）治则：温中健脾，补益气血。

（2）处方：补脾经，运内八卦，掐揉四横纹，揉外劳宫，推三关，揉中脘，按揉足三里，捏脊。

（3）方义：补脾经，推三关，揉中脘，捏脊温中健脾，补益气血，增进饮食；运内八卦，揉外劳温阳助运，理气和血，并加强前四法的作用；掐揉四横纹主治疳积，配按揉足三里调和气血，消导积滞。

【注意事项】

（1）注意调养：在喂养方面应定时、定质、定量。在增加辅食时应注意遵循先稀后干、先素后荤，先少后多，先软后硬的原则。

（2）注意营养搭配。尽量采用母乳喂养，不要过早断乳，断乳后给予易消化、有营养的食物。

（3）必要时应中西医结合治疗，特别是治疗原发病、消耗性疾病。

（4）经常带儿童到户外呼吸新鲜空气，多晒太阳，增强体质。

二、发热

【概述】

发热即体温升高，是常见病症。临床上可分为食积发热、外感发热、阴虚内热和肺胃实热四种类型。

【临床表现】

1. 食积发热　先有过食的经历，继而发热，初期面红，因食积可有恶心、呕吐、食欲缺乏、厌食、腹胀、腹痛、口臭、手足心发热、皮色发黄、精神萎靡等。

2. 外感发热　发热，头痛，怕冷，无汗，鼻塞，流涕，苔薄白，指纹鲜红，为风寒；发热，微汗出，口干，咽痛，鼻流黄涕，苔薄黄，指纹红紫为风热。

3. 阴虚内热　午后发热，手足心热，形瘦，盗汗，食欲缺乏，脉细数，舌红苔剥，指纹淡紫。

4. 肺胃实热　高热，面红，气促，不思饮食，便秘、烦躁，渴而引饮，舌红苔燥，指纹深紫。

【治疗】

1. 食积发热

（1）治则：通腹、导滞、清热。

（2）处方：摩腹、推下七节骨、推脊，开天门、推坎宫、揉太阳、揉耳后高骨，揉膊阳池。

（3）方义：摩腹、推下七节骨用于通腹导滞；推脊以清热；开天门、推坎宫、揉太阳、揉耳后高骨以清利头面；揉膊阳池用于通便。

2. 外感发热

（1）治则：解表清热，发散外邪。

（2）处方：推攒竹，推坎宫，揉太阳，揉耳后高骨，揉拿风池；清肺经，清天河水，推脊。风寒者加掐揉二扇门，推三关；风热者加重推脊，退六腑。

（3）方义：清肺经、清天河水宣肺清热；推攒竹、推坎宫、揉太阳疏风解表、发散外邪；推三关、掐揉二扇门、拿风池发汗解表、祛散风寒。推脊、退六腑以清热解表。

（4）辨证治疗：咳嗽痰多者加运内八卦，推膻中，揉肺俞，揉丰隆；脘腹胀满或不思饮食者加推揉板门，分推腹阴阳，揉中脘，推天柱骨；烦躁不安，睡卧不宁，惊惕不安者加清肝经。

3. 阴虚发热　补脾经，补肺经，补肾经，运内劳宫，清天河水，按揉足三里，推搓涌泉。

4. 肺胃实热　清肺经，清胃经，清大肠，揉板门，运内八卦，退六腑，摩腹，揉天枢。

【注意事项】

儿科推拿对治疗食积发热退热效果良好。但针对感染所致的高热，特别是持续高热患儿，应中西医结合进行诊断，查明原因，对因、对症/证治疗，确保患儿安全。

三、咳嗽

【概述】

咳嗽是一种防御性反射运动，可清除分泌物、阻止异物吸入、防止支气管分泌物积聚。

【临床表现】

常见的病因为呼吸道感染、感染后咳嗽、咳嗽变异性哮喘（CVA）、上气道咳嗽综合征（UACS）、胃食管反流性咳嗽（GERC）、嗜酸粒细胞性支气管炎（EB）、先天性呼吸道疾病、心因性咳嗽、异物吸入、药物诱发性咳嗽、耳源性咳嗽等。

咳嗽可分为急性咳嗽、亚急性咳嗽和慢性咳嗽。急性咳嗽指病程小于 2 周，见于上呼吸道和下呼吸道感染、哮喘急性发作。亚急性咳嗽指病程大于 2 周而小于 4 周，见于呼吸道感染、细菌性鼻窦炎、哮喘。慢性咳嗽指咳嗽症状持续 4 周以上。

【治疗】

1. 推脊定神　患儿可采用抱位、俯卧位或坐位。医生用掌推或指推法自上向下推患儿背部督脉、夹脊和膀胱经，重点推胸 1 至胸 10 水平线，用以振奋胸背阳气。

2. 揉摩肺俞　医生用双手拇指或示指和中指同时揉按肺俞穴、风门穴，取从阳引阴的治疗作用。

3. 擦肺俞及肩胛　医生用双手拇指或小鱼际在患儿背部、肩胛间、肩胛骨脊柱缘处做上下擦法，用以止咳。

4. 推下胸中　患儿可采用抱位、俯卧位或坐位。医生用拇指推法或四指推法从璇玑至中庭穴，以降胸中之气。

5. 指按天突　医生用中指点按法作用在天突穴，用以镇咳。

6. 揉摩膻中　医生用指摩法大范围摩运膻中，以宽胸理气止咳。

7. 开璇玑点穴止咳　医生用两只手拇指或两只手示指和中指自患儿胸肋部由上而下分推至季肋名为开璇玑，反复操作。再以两拇指，或示中两指或拇指与示中三指，从第一肋间气户穴点按揉至乳根穴，再点按乳旁穴，与其他手法共同起到宽胸、理气、止咳的作用。

8. 推擦列缺　医生两只手大鱼际在患儿列缺处做上下推擦以止咳。

9. 拍背祛痰　在治疗即将结束时，医生可嘱患儿咳嗽，并在患儿咳嗽时用拍法作用于患儿背部以助患儿排痰。

【注意事项】

（1）诊断咳嗽时应采用中西医结合的方法，必要时应中西医结合治疗。

（2）注意室内空气清新干净，湿度适中。

四、泄泻

【概述】

泄泻是由外感时邪，或内伤乳食而致大便次数增多的疾病。泄者粪便稀薄，排便势缓；

泻则排便势急，有倾泻之意。

新生儿在出生后最初的 3 天内，其排出的粪便较黏稠，呈深绿色，一般无臭味，被称为"胎便"。

母乳喂养的婴儿其粪便多为黄色，状如软性黄油；有的婴儿粪便稀薄而微带绿色，有酸性气味，每日大便为 1~4 次。

牛乳喂养的婴儿其粪便为淡黄色，有时为土灰色，大便比较坚硬，略有腐臭味，每日大便 1 ～ 2 次。

婴儿摄入的食物中，若碳水化合物的比例很高，则大便次数会增多，且大便可能较稀。婴儿如果一日内粪便超过 4 次，而一般情况好，体重也在增加，则不视为病态。

【病因】

1. 感受外邪　寒湿暑热之邪皆能引起本病，而尤以湿邪引起的为多。

2. 内伤乳食　因喂养不当，饥饱无度，或突然改变食物性质，或恣食油腻、生冷，或饮食不洁，导致脾胃损伤，运化失职，不能腐熟水谷，而致腹泻。

3. 脾胃虚弱　儿童脏腑娇嫩，形气未充，易感受外邪而损伤脾胃。

【临床表现】

1. 寒湿泻　大便清稀多沫，色淡不臭，肠鸣腹痛，面色淡白，口不渴，小便清长，苔白腻，脉濡，指纹色红。

2. 湿热泻　腹痛即泻，急迫暴注，色黄褐热臭，身热，口渴，尿少色黄，苔黄腻，脉滑数，指纹色红。

3. 伤食泻　腹痛胀满，泻前哭闹，泻后痛减，大便量多、酸臭，口臭纳呆，或伴呕吐酸馊，苔厚或垢腻，脉滑。

4. 脾虚泻　久泻不愈，或经常反复发作，面色苍白，食欲缺乏，便稀夹有奶块及食物残渣，或每于食后即泻，舌淡苔薄，脉濡。

【治疗】

1. 寒湿泻

（1）治则：温中散寒，化湿止泻。

（2）处方：补脾经，补大肠，揉外劳，推三关，揉脐，推上七节骨，揉龟尾，按揉足三里。

（3）方义：推三关、揉外劳温阳散寒，配补脾经、揉脐与按揉足三里能健脾化湿，温中散寒；补大肠、推上七节骨、揉龟尾温中止泻。

2. 湿热泻

（1）治则：清热利湿，调中止泻。

（2）处方：清脾胃，清大肠，清小肠，退六腑，揉天枢，揉龟尾。

（3）方义：清脾胃以清中焦湿热，清大肠、揉天枢清利肠腑湿热积滞；退六腑、清小肠清热利尿除湿；配揉龟尾以理肠止泻。

3. 伤食泻

（1）治则：消食导滞，和中助运。

（2）处方：补脾经，运内八卦，揉板门，清大肠，摩腹，揉中脘，揉天枢，揉龟尾。

（3）方义：补脾经、揉中脘、运内八卦、揉板门、摩腹健脾和胃，行滞消食；清大肠、揉天枢疏调肠腑积滞；配揉龟尾以理肠止泻。

4.脾虚泻

（1）治则：健脾益气，温阳止泻。

（2）处方：补脾经，补大肠，推三关，摩腹，揉脐，推上七节骨，揉龟尾，捏脊。

（3）方义：补脾经、补大肠、健脾益气，固肠实便；推三关、摩腹、揉脐、捏脊温阳补中；配推上七节骨、揉龟尾以温阳止泻。

【注意事项】

（1）注意饮食调养；食品应新鲜、清洁；定时、定量，不要暴饮暴食；不宜过食肥甘厚味之品。

（2）本病应及早发现，及早治疗，迁延日久可影响儿童的营养、生长、发育，严重时可脱水，发生酸中毒，甚至危及生命。

（3）加强户外活动。

五、遗尿

【概述】

遗尿是指 3 岁以上的儿童在睡眠中不知不觉地将小便尿在床上。病因多为先天肾气不足，下元虚冷所致。

【临床表现】

睡眠中不自主地排尿。

【治疗】

治则：温补脾肾，固涩下元。

处方：揉百会；补脾经，补肺经，补肾经；推三关，揉丹田，推气海，揉关元，摩腹；推擦命门、肾俞，揉三阴交。

方义：按揉百会、揉外劳宫温阳升提；补脾经、补肺经、推三关健脾益气，补肺脾气虚；揉丹田、补肾经、按揉肾俞、擦腰骶部以温补肾气，壮命门之火，固涩下元；按揉三阴交以通调水道。

【注意事项】

本病应及早治疗。在治疗时应帮助患儿养成定时排尿的习惯，安排合理的作息时间，夜间入睡后应定时叫其起床排尿。

六、儿童肌性斜颈

【概述】

儿童肌性斜颈是以胸锁乳突肌、斜方肌挛缩为主要原因的斜颈，该病多在出生 2 周出现。病因目前尚不完全清楚，主要有产伤学说、宫内发育障碍学说、缺血性肌挛缩。

【临床表现】

患儿颈部歪向患侧，面部向对侧旋转。胸锁乳突肌挛缩、包块。随着时间的推移，患儿可出现面部发育不对称，颈椎发育不对称，甚至智力发育障碍。

【治疗】

1. 揉捻胸锁乳突肌及斜方肌　患儿仰卧。医生以拇指和示指揉捻胸锁乳突肌、斜方肌等痉挛的肌肉，力量适中即可。

2. 推抒胸锁乳突肌　医生在胸锁乳突肌、斜方肌处涂少量滑石粉，用拇指沿胸锁乳突肌、斜方肌的走行方向推抒。

3. 纠正斜颈　医生一只手托住患儿后枕部，另一只手扶住患儿下颌，稍用力牵引患儿颈部使其颈部逐渐向健侧侧屈，面部向患侧旋转以纠正斜颈。

【注意事项】

宜早发现，早治疗。平时要注意纠正患儿头的姿势，使其头向健侧侧屈，面向患侧旋转。

七、小儿桡骨头半脱位

【概述】

桡骨头及周围软组织解剖关系发生改变，该病多见于未满 4 周岁的儿童。

病因多为瞬间用力牵拉，或过度旋转所致。

【临床表现】

患儿肘部在被牵拉或旋转后即刻哭闹；患肘轻度屈曲，前臂处于旋前位，常以健手扶住患侧前臂；拒绝肘关节做各方向运动。

【治疗】

采用牵拉旋转复位法即刻整复（图 7-1）。以右侧为例。医生右手拇指置于患儿桡骨头的内侧（从解剖上讲是桡骨头的前侧），医生左手虎口向上，拇指和示指握住患儿前臂下段。在牵拉的情况下，极度旋前患儿前臂，听到弹响即表明复位。

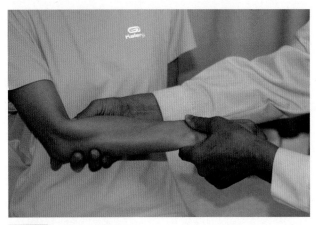

图 7-1　牵拉旋转复位法

【复位后检查】

复位后患儿经过短暂的哭闹即恢复正常，疼痛消失，患肘可以运动自如，做上举手、伸手抓握物品、摸同侧耳朵，举手做"再见"等动作。

八、儿童保健推拿

儿童保健推拿五法由 5 个以健脾和胃、增进食欲、强壮身体、预防疾病为目的手法组成。儿童保健推拿五法适用于各年龄段儿童；手法简单易行、无痛苦、操作方便、患儿容易接受。力量以儿童可以耐受为度，若儿童稍有酸、胀、痛感更佳。5 个手法可依次操作，也可选用其中一个或几个手法操作，如捏脊、摩腹。

儿童保健推拿五法可每日一次，或隔日一次，或每周两次。可在儿童每日晨起、午睡后、沐浴后施术。如遇儿童身体不适，可待儿童好转、恢复后再进行。

儿童保健推拿五法具体手法包括：①补脾经：200~500 次。②摩腹（顺时针）：2~5 分钟。③揉脐：3~5 分钟。④按揉足三里：50~100 次。⑤捏脊：3~5 次。